境界例の治療ポイント

平井孝男

創元社

序文

辻悟

まえがきにあるように、この本には著者の二六年間におよぶ治療実践が記されている。前著『心の病いの治療ポイント』(6)以来十数年の経験が中心になっているが、その間に少し語弊があるかもしれないが、著者は欲多くその経験をつみ重ねている。その結果は膨大な量になったとまえがきにあるが、そうであろうとうなずかれる。そうならざるをえないのには必然性がある。それはもっとも根本において、直接には心の働きが目にみえないことに起因している。そして治療者として臨床の実際の場に身をおき、事例あるいは家族（以下、事例に家族もふくませる）へと向かう外への具体的な働きかけを、できるだけ逐語的にとらえて検討しようとするだけでなく、同時並行している治療者のうちに生じている思いをも示そうとしている。目にはみえない心の働きを示すためには、言葉にして示すより方法がないが、そうするだけでも量はいきおい増大の方向をとらざるをえなくなる。さらにここには、心の臨床の実際を言葉にして示すことの難しさが反映してきている。読者がこの本にかぎらず、心、ことにその臨床に関する本に接する場合の理解の助けになろうかとも思われるので、そのいくつかを記しておこう。

著者は、前著で満たされなかった点の第一として、とりあげた臨床的様態の数の不十分さをあげている。各事例は個々の臨床事態を具体的に体験しているので、様態についても対策についても、一つひとつ具体的に知ることが求められることは必然であろう。しかしそうして具体的なちがいが重要度を増してくると、いきおい正常とされる人たち、つまりふつうと考えられる範囲の生活ができている人たちとのちがいも重さを増してくる。前著の序文で、筆者との間で共有されていた治療精神医学の原点として「人間は自分の受け入れがたい体験を異常、つまり病気であると感じとり、その体験の異常が消えないと、ついには自分自身の異常としてしか受けとめられなくなる」ので「その受け入れがたいとした体験が人間に、さらには人間であるから生じるのだと気づくことにたいする支援が治療の根本になる」と示した。臨床的様態のちがい、ひいてはいわゆる正常とそうでないとされるものとのちがいを重視することと、種々の臨床的様態にちがいがあるにしても、それらがいわゆる正常をもふくめて人間に生じることである点で同一であるとみてとることとは、みようによっては相反する対立をふくんでいる。著者は随所で「簡単に治るものではない」という言葉に、このことをあらわしている。それはまちがいではないのだが、正常とのちがいが重みを増すこととこれが結びつくと、治る期待とそれにたいする取り組みの意欲をそいでしまうことにもなりかねない。

これに関連して、読者の理解を助けると思える、つぎの二つの点について述べておこう。第一は、もし年齢的に成長しても幼初期の考え方をもちつづけておれば、誰でもそれをまちがいか、不都合であると感じるにちがいない。生物は原初的にはどれが、またどこまでが自分であるかを見分けてから存在しはじめるのではなくて、それを見分ける以前にすでに存在している。そのときにはまずは自分を見分けることよりも、状況が「好ましいと感じるか、好ましくないと感じるか」「欲しいか、欲しくないか」などの、状況の性質のほうが事態の決定権をもつ。しかし現実との関係では「できることと、できないこと」「手に入るものと、手に入らないもの」などの見分けなくしては生活が成り立たない。その点、精神の成長とは見分け、認識を手に入れていく過程ということになる。原初的体験の性質のほうは区別がなくて融合的で合一的なのである。人間は一般に、精神的に成長するとそれまでの考え方はまちがいへ導くものとして、捨てて顧みなくなる。それどころか、しばしば成長とともに、捨てられた心の働きとは無関係になったように思いこみがちである。フロイトが無意識と概念づけて解明の光をあてようとした心の領域の問題である。ここで重要なことは、原初的な心の働きは顧みられなくなっても消えるものではなく、成長の影響を受けつつも心の働きの基層に残り、のちに重層してくる成長への心の働きをその上に乗せて、支える働きをしているのである。見分けの働きをどの程度に自分のものとし、逆に原初的なままの心の働きをどの程度まで残しているか、この両者の結び合い方は、人間の生活と成長の過程は切れ目なくつながっているので、一人ひとりの人間で、また同じ人間でもいまどこまで成長してきているかの時期のちがいによってさまざまである。著者が求める事例にそった具体的な検討となれば、その兼ね合いをどう生きているのか、それこそ一人ひとりの顔つきがちがうように、一人ひとりを克明に追わなければならなくなるだろう。

読者の理解を助けると思えるもうひとつの点は、個々の具体と、それを包括した視点でとらえることができる共通の性質の抽象との関係である。例をあげよう。臨床の現場で、自分が女性である、あるいは男性であることにこだわりを示す事例に出会うことがままある。体にあらわれている生物的な性別は越えられないし、現実の生活がそれに影響されることは避けられない。しかし一方、どちらであろうとも等しく人間であることには変わりはなく、それを心得ることのほうが重要さでは上である。本質的なものを知ることは、共通した性質を抽出する能力によっている。それを心得ることができるためには目にみえる男女のちがいを越えて、かたちのない「人間性」を知る力の成長が求められる。目にみえないものの理解もまた、見分け能力の成長に直接つながっているのである。人間性を知った人は等しく人間として、その時代の男であり、また女であることを生きることになり、目にみえる男または女であることにこだわり、しばられている生き方とは異なってくる。

臨床の実際において、人間性を理解する人なら、それについての共検討となる話し合いをして、それぞれの男または女をどう生きるかについて、その人にゆだねておくことができる。そうでない場合はそれぞれ、男または女であることを具体的にどう生きるかの話し合いに、等しく人間であるとみてとれるよう気を配る必要がある。前者にとって、後者はわずらわしく、それぞれの主体的な生き方にかんして他人へ介入することになりかねない。しかし後者にとっては、そのかかわりなしに対象への主体性確立の援助が成り立たないことも起こりえる。ここでは男または女であることを例にして述べたが、これは先に述べた臨床事態の個々の違いに目をくばりながら、一方で、それらの大かたが人間に等しく起こり、人間ゆえに生じると理解することに関係している。人間誰しも自分の都合を抱えて生きている。その人に実現しえることしか実現させることはできない。そのことは、一人ひとりの固有のプロセスと、人間に一般化される法則や道理との関係についても同様である。

取り上げてきたそれぞれの、言わば対立している点について実際の臨床においては、個々の事例がどのような兼ね合いでそれを今生きているかに注意しながら、治療者はともにそこに立つことを心がけて具体的に進めていけばよいことになる。しかし著書となれば、読者がどのような兼ね合いで生きているのか、特定できない。したがって詳細に気を配れば配るほど、網羅的にならざるをえなくなり、極端にいえば際限がつかなくなってしまう。本書のようなテーマでの根本的な難しさである。冒頭に多欲と表現した著者の目くばりと心くばりでの取り組みは、述べてきたことによって膨大な方向を向かざるをえないことがわかるだろう。著者があえてそれに取り組んだことは、勇気ある行為であったといわなければならない。人間の心の成長過程では、しばしば気づきや認識の展開において停滞が生じる。見分けや認識の展開には、心に負担が生じるからである。それはどんな人間にも平等なのだが、そのことに気づきが生じないと、負担を受け入れることがむずかしくなる。多くの臨床的事態はその具体的なあらわれである。停滞はどこにでも生じえる理屈であるが、実際には、先に示した一般化される法則に関連して生じやすい関門がある。そこにそれらに関連したケースが集まることになる。それが名の与えられている臨床的事態であり、その現実を直接体験している人たちからは具体的な質問となり、停滞が生じやすい関門に関連しての質問が集まりやすい。執筆に際して著者は、その集合しやすいところを目安にしている。ひとつの有効かつ賢明な手立てであろう。さいわい著者のクリニックではまえがきにあるように、受診や相談に訪れる対象はたいへんな数にのぼっている。それによって著者は自らの目安の設定にかなりの確信を得ているのであろう。それでもきりをつけることに苦慮していることがみえる。著者にとって逆に、その確信の目安からふるい落とすことが困難なのだろう。そしてそれは、治療、ひいてはこの報告が多くの関係者、なかでも患者や家族との共同作業であると、まさしく著者が強調するゆえんとなっていると筆者には思われる。

この本は精神科医・臨床心理士を問わず、プロフェッショナルに心の臨床にたずさわる人びとにとっては、具体的に出会う日常の臨床上の諸問題について、自らの実際の取り組み方と照らし合わせて、なおいっそうの実を上げることにおおいに役立つだろう。また、臨床の中核に位置している事例および家族の人びとにとっては、それこそ自分が直接体験している臨床的事態や受診経験が、どのようなところに位置して、どのような意義をもっているかどうか、点検・理解することに役立つだろう。それだけではなく、心の臨床は結局のところ、人間であることの、またそのための人間関係のもつ意義の、はてしない探求の旅のひとつである。直接いま臨床に関係していなくとも、人間の探求に関心をおもちの方々にもおおいに寄与するにちがいない。

二〇〇二年八月

まえがき

一〇年ほど前『心の病いの治療ポイント』(6)という本を、創元社から出しました。売りつくせるか心配でしたが、出版社のご協力もあって版を重ね、二万人ほどの方に読んでいただきました。

カウンセラーや精神科医を対象にしたものでしたが、読者のほとんどは、患者さんや家族の方であったようです。これは、この間の便りや、クリニックに来られる患者さん・ご家族からの印象ですが、いずれにせよ専門家の間では、あまり話題にもならなかったようです。

患者・家族が主たる読者層になるだろうと、最初からある程度は予想していました。それは、内容が浅く新しいものに欠けていたとしても、体験を重視した逐語録を入れて、とにかくわかりやすく具体的にしようとしたからだろうと思います。

ただ、こうした反面、次のような不満が残りました。まず、第一の不満は、内容の範囲が不十分だということです。つまり、本書のテーマとなる、境界例人格障害をはじめとする人格障害(3)といったものが取り上げられていないこと。精神医療の分野で最大の問題になっている分裂病の記載が少なかったこと。神経症でも、離人神経症、対人恐怖、自律神経失調症などがふれられておらず、心身症にいたってはまったく何の報告もないこと。またうつ病の面でもいちばんの問題になっている「遷延《せんえん》うつ病」についての掘りさげや治療報告が不十分なこと。さらに現代の大きな問題である不登校・不就労・引きこもりや摂食障害についての記載がないこと。これらが、心の隅でおおいにひっかかっていました。

第二の不満は、以前から気になっていた患者・家族からの基本的五大質問「病気かどうか？」「病名は何か？」「原因は何か？」「治るのか？」「どうしたら治るのか？」について、どう考え、どのように応答すると、いちばん患者・家族の役に立つかといった掘りさげが、前著では不十分だったことです。それで、このテーマを第一部にもってきて、可能なかぎりこれについて考えてみました。[2]

第三の不満は、内容の浅さとも関係しますが、前著がやや幻想を与えすぎたのではないか、治った例ばかり出して「そんなに簡単に治るものではない」といった治療の困難さや現実面についての、きびしい記載に欠けていたのではないかということでした。今回はその点について、十分気をつけ意識して治療の困難面を述べたつもりでしたが、結果としては、進展した事例が主になり、また問題として残ったようです。進展事例は、たしかに問題点が明確になり、治療ポイントもはっきり呈示できる利点はありますが、進展困難な事例にもそれなりの意味があるはずです。しかしながら著者は、停滞・失敗事例を書ききるほどには成長しておらず、まだまだ力量不足を感じています。この未熟さは、本書の終わりにある著者自身の夢を見ていただければわかってもらえるでしょう。

ただ、辻先生がいわれるように、失敗事例は治療者の理解のおよばない停滞ということになるので、公にしても読者は理解できず「結局治らないのだ」といった反治療的な誤解を与えかねないという見解もあります。これに関してはおおむね同意できるのですが、著者のなかでは、まだこの点について十分な整理ができていません。いずれにせよ、患者・家族・専門家をはじめとした公の場で伝えるべき「役に立つ情報とは？――役に立たないばかりか害になる情報とは？」をめぐって、もう少し考えを深める必要があるようです。

以上の不満な点をいささかでも解消しようと、これまでの二六年間におよぶ治療体験を書きはじめましたが、著者のまとまりの悪さもあって、書き終えたときには、原稿用紙にして二〇〇〇枚ちかくになってしまい、とうてい一書として出版することは不可能な事態になりました。そこで、編集者の渡辺さんが、一計を案じてくれて、今回は、昨今いちばんの問題になっている、境界例人格障害にテーマをしぼり、また、その前に、患者・家族からの基本的五大質問をつけ加えるというかたちの提案をしていただき、日の目をみることができるようになりました。それゆえ、本書は、境界例治療を中心にした二部構成になっているのが特色です。

以上が、本書のできあがった経緯ですが、基本方針は、前著とそれほど変わっていません。今一度、それをくり返しますと、第一に、治療者側の働きかけの具体的事実、そうすることの根拠、それにともなう気持ちなどを詳しく記載しようとしました。

第二に、患者・家族との共同作業である事例を具体的に記載し、逐語録を以前と同じように入れました。

第三に、各事例の問題点と「治療ポイント」を記しました。

これらが、似たような点ですが、境界例に関しては、あまりにも手強すぎるため、対話録形式で話

る――ました。今のところそれがよかったかどうかは、読者の反応を待ちたいと思います。

て、少し話は変わりますが、著者は、治療というものが、四者（①患者本人、②家族、③治療者、④者・環境・状況）の共同作業であると思っています。さらにつけ加えるなら、運と縁、神仏の助けなども入ってくるかもしれません。

それで今回も、治療者・援助者（精神科医、臨床心理士、ケースワーカー、看護婦・看護士、作業療法士など、あるいはそれらをめざす人）を対象にして書かせてもらいましたが、それと同じくあるいはそれ以上に、患者・家族の方に読んでもらいたい気持ちで書きました。ひょっとしたら、無意識のうちでは、後者のほうへの呼びかけが強いかもわかりません。

またそれにつけくわえて、心の問題や人間関係などに関心をもつ人にも読者になっていただけたらという気持ちもあります。現代人は、マスコミの報道をみるかぎりですが、自助能力、自己洞察能力、言語化能力、相互性（思いやり、対話）などに代表される主体性がかなり後退し、自分を見失っている人が多いように思われます。もちろん、昔から人間は、そう主体性を身につけていたわけではないと思えますが、現在の情報洪水・管理化・巨大化・複雑化に代表される現代社会の激流はあまりに強く、現代人の多くが、境界例的傾向（分裂、否認、苦の移しかえ、他責傾向と自己責任回避、勝手な理想化と悪性の依存、切れるといった行動化、自己や生きがいのなさ、など）に翻弄されがちで「心の専門家」の援助を必要としているように感じてしまいます。前著を読まれた人びとが「全部自分のことのように思える」「心の病とは特殊なことでもなんでもない」「自分の家庭でも同じようなことが起きる可能性がある」などと言ってくれましたが、本書ではいっそう、その感を深くされるのではないかと思われます。とくに、境界例的傾向を顕著に示す子どもさんをもっているご家族の方は、そのような感じを受けられるのではないでしょうか。

ということで、今回は、著者の考える読者対象の焦点がこころもち患者・家族・一般の方に傾いているように感じますが、そういうこともあって、記述はかなり詳しく、わかりやすくをめざしました。したがって、自然とくり返しが多くなり、一部の読者にはしつこすぎる感じを与えているのではという気がしますが、この点はお許しください。

ところで昨今、心の病の治療に関する著作は、本屋の店頭にあふれるほど並んでいます。この現象を揶揄《やゆ》的に言う人もいますが、著者はそうは思いません。先ほども述べたように、治療は四者の共同作品です。四者のそれぞれに個性と歴史と事情があるわけですから、これらの作品は事例ごとにちがっていてあたりまえですし、一種の物語ともいえ、それは文学・芸術作品に比してもかまわないように思えます。また、心の病の治療には、一定のマニュアルはありませんので、読者の方も自分の波長に合う治療書を選び、自分に馴染んだところだけを味わうのがいいのではないでしょうか。

それから考えると、多くの作品が店頭を賑わすほうが、読者の選択肢が広がってかえっていいのではという気もします（ただ、本を書くことに熱心になって、治療がおろそかになることには、注意しないといけませんが）。

それと、あたりまえのことですが、本書を読んだからといって、すぐに治るわけではありません。テニスの解説書をいくら読んでも、それだけで上手にならないのと同じことです。では、まったく役に立たないかというとそうではありません。練習に汗を流し、ストロークやサーブのミスに悔しい思いをしたあと、もう一度その解説書を読むと、より理解が深まります。治療書もまったく同じで、出発点や立ちもどる拠点としての意義があります。しかし、あくまで治療は実践です。本書を読まれる患者・家族の方のなかに、自分の今の治療が、本書の事例のように進展していないと感じられた場合、どこがどうちがうのかを見直す機会になってくれればと思っております。

本書ができあがるまでには、前著以上に多くの方のお世話になりました。

まずは、境界例の講義の機会を与えてくれた、元大阪市大生活科学部教授の氏原寛先生、同じく前教授の倉戸ヨシヤ先生（現関西大学教授）、大阪大学人間科学部教授の柏木哲夫先生、関西カウンセリングセンター古今堂紘理事長、井本恵章事務局長に感謝いたします。著者は、これらの場所で自分の治療体験をまとめることができ、またそれを下地にして本書へとつなげることができました。

こうした講義録をもとに、境界例や基本的質問に関する文章を、季刊「仏教」誌に連載する機会を与えていただいた法藏館編集部の瀧川紀さん、中島廣さんにも感謝いたします。本書はそれにもとづいてさらに考えを発展させました。また内容や事例がある程度、連載のそれと重なるところがあるのですが、それに関して本書の出版を承諾していただいたことに、深い感謝を述べさせていただきます。

（本書の）草稿を読んでいただき、適切なコメントをいただいた、若手心理臨床家の相澤直樹先生、板井吾郎先生、小松則子先生、西郡恵理子先生、田中亜紀子先生、精神科の先輩として直接的援助や助言をいただいている工藤信夫先生、またつねに新鮮なアイデアで刺激してくれる開業心理療法家の先生方（多くの方がおられるが、代表して、岸川裕之先生、黒木賢一先生、鈴木徳実先生）、一般読者を代表して本書を読んでいただいた金沢芳枝さん、それから煩雑なコピーを手伝ってくれた平井クリニックのスタッフの面々にも、深く感謝します。

また、患者さん、ご家族の方にも、当然のことながら感謝の気持ちでいっぱいです。これまでの九年半で平井クリニックに相談に来られた方は、五二〇〇名ほどにのぼりますが、二六年間の臨床では、おそらく一万人を越える方の相談にのったのではないかと思われます。本書にはおそらく、この一万人の方との共同体験が全部つまっているのではないでしょうか。もちろん、それは悪戦苦闘の日々でもありましたが、今ふりかえってみるとだめな自分にしては、ずいぶんと貴重なことを教えていただいたように思います。この点だけをとっても感謝、感謝でいっぱいなのですが、今回は、それに加えて「元患者さんの声」と題して、患者さん自身からみた生の感想を寄せてもらいました。彼女の勇気とご好意には、感謝の言葉もありません。

そして、私の拙い臨床を見守り、この二六年にわたって指導をつづけてくれた、そして今でもつづけてくれている辻先生には、どんな言葉で感謝していいのかよくわかりません。本書に登場される患者さんにたいする理解やその治療方針については、そのほとんどを辻先生に負っているように思えてなりません。人生は出会いとロマンであるとはつねづね思っていることですが、先生との出会いはどれだけ多くの実りを与えてくれたか計り知れません。さらには、今回も序文を引き受けていただきました。この序文は、みごとに本書の本質をとらえ、問題点（長すぎるといった点など）を指摘し、読者が本書を読まれるときの助けになる点をあげてくださいました。ここに、満腔の感謝をもって本書を先生に捧げたいと思います。

また、本書は企画されてから、もう五年ほどの月日が経ったように思われますが、この間、辛抱強く待ちつづけていただいた、創元社編集部の渡辺明美さんに深く感謝いたします。

最後に、ひと言つけくわえておきますが、境界例、または境界例的傾向をもった人びととかかわって、もう二〇年になります。最初は、なにかわけのわからない印象と、しかしなにか引きつけられるものを感じ、ちょうど、スフィンクスやキマイラといった、いくつかの側面が融合した神聖でかつ謎の多い想像上の生きものを連想したことを覚えています。しかし、経験を積むにしたがって、結局、それらは、ふつうの人間のもっている一つひとつの特徴や弱点の集合体であるという認識になっています。ついでにいうと、スフィンクスやキマイラの多面的側面も、人間の一つひとつの心情に対応しており、よく考えてみると謎でもなんでもないのかもしれません。

ただ、境界例という事態が手にあまっている場合には、理解できないことが多く謎としてとらえられることが多いのでしょう。しかし、謎とは解かれてみると、なんだとなるのかもしれないほど、あたりまえのことの積み重なりになっている場合がほとんどです。その意味で、本書も一見、複雑そうにみえる境界例という謎にたいして、謎解きを試みた結果の産物といってもいいでしょう。もちろん、私としては、どこまで謎が解けたかよくわかりませんが、少なくとも境界例はあらゆる心の病の基底部分を成すのではないかという印象をもったことだけは確かです。境界例に通じると、うつ病、神経症、心身症、精神病、依存症、人格障害といったほとんどの心の病に通ずることになるのではないでしょうか。その意味では、境界例の患者さんほど偉大な教師はいないのかもしれません。

いずれにせよ、読者の方が本書により、少しでも境界例や一般の人間の一見謎にみえる現象を理解し、問題の解決に役立てていただけるよう願ってやみません。

（なお、事例はプライバシー保護のため、多数の事例を組み合わせたり、適当な変更を加えたりして、個人として特定できないようにしてあることをつけくわえておきます。）

〔付記〕本書の読み方について

長い分量ですので、読者の方は、まず興味ある部分や事例だけをお読みになったらいいでしょう。（たとえば、境界例への対応を知りたければ、九、一〇章、家族相談に関しては事例Cや事例Mあたりが、参考になるかと思われます。）

◆◇境界例の治療ポイント◆目次◇◆

目次

第一部

基本的質問

——患者・家族のもっとも知りたいことにどう答えるか

第一章　患者・家族に共通する問い

◆1◆……心の病、心の悩みの増大——とくに増大傾向にある境界例……◆

現代は、多くの人が心の病で悩んでおり、精神科医やカウンセラーのもとを訪れる人が年ごとに増してきています[1]。

不眠、不安、抑うつ感からはじまって、対人関係や性格上の悩み、さらには、強迫観念や対人恐怖、種々の身体症状を示す自律神経失調症、ひいては幻聴や妄想、リストカット（手首切り）、摂食障害、不登校、不就労など、実にさまざまなものがありますが、本書ではそのなかでも、とくに境界例を主に取り上げます。神経症やうつ病とちがって、近年、問題になってきたもので病気とも困難な状態ともいえる現象で、現代の社会病理とかなり関係します。この二つ（境界例と社会病理）は、とくに増加傾向を示し、多様さ、複雑さ、困難さにおいて、患者自身はもとより、家族や関係者、はては治療者まで苦しみ、翻弄される傾向にあります。そして、患者・家族は、どうしていいかわからないまま、悩み、困惑するのです。

この苦悩や困惑は他の神経症の病気でもみられるのですが、境界例において、とくにめだつように思われます。

◆2◆ 患者・家族のもつ、基本的五大質問

●基本的五大質問

こうした病気について記す前にぜひ、了解していただきたいことがあります。それは、境界例にかぎらず、心の病に陥っているか、陥りかけている人なら誰でも知りたがる疑問についてです。悩み、病に陥っている人は、不安でしかたなく、困難な事態にたいしてどう考え、どうしたらいいのかわからなくなっています。それで、治療者にさまざまな疑問を向けてきます。[2] 境界例のように病気と健康の境界に立つような人びとやその家族は、とくにそう感じます。

そこで、どんなことを聞きたがるのか、少し記しておきます。この点について、心得ていれば、病気や治療についてある程度わかり、境界例を中心とする第二部以下が読みやすくなるからです。

さて、こうした心の病に関係している患者・家族が治療者に発する問いは、ほぼ共通しています。

①自分の状態は病気なのか、それとも性格なのか？
②病気だとしたら、どんな病名なのか？
③病気の原因は何なのか？
④治るのかどうか？
⑤治るとしたら、いつごろ治るのか？
⑥どうしたら治るのか？
⑦将来はどうなっていくのか？　見通しはどうなのか？
⑧いろんな事態にたいして、どうしたらいいのか？
⑨薬の副作用は？　依存性は？
⑩子どもにきびしく接すべきか、受け入れるようにするべきか？

問いは無限といってよいほど多様ですが、大別すると、(1)病気、(2)病名、(3)原因、(4)治療（対策）、(5)予後（見通し）にまとめられ、これを私は患者・家族の「基本的五大質問」と呼んでいます。

こうした質問は、患者の家族からもされ、ときには患者本人よりも詳しく聞きたがります。逆に、事態に圧倒されていることが多い患者は、当初は聞く余裕すらない場合がほとんどです。

●基本的五大質問に答えることの難しさ

患者・家族にしてみればまったく当然の質問ですが、よく考えてみると、答えるのがかなり難しい根源的問いのようにも思われます。しかし、治療者はこうした問いから逃げるわけにはいきません。問いをしっかりと受けとめ、治療に役立つように答えてあげることこそ治療者の役目です。

なぜ、難しいのか。その理由は、病気とはいったい何なのか、治癒とはいったいどういう状態なのか、正確な定義が難しく、学者の間でも今なお議論されることが多いからです。病気ではないが、ふつうの人とおおいに異なり、自分や周囲が悩む人格障害という用語が近年、頻繁に使われだしていますが、そうしたことの反映でしょう。そして、今回取り上げる境界例も、こうした人格障害の典型のように考えられます。

また、心の病の原因についても把握されていないことが多く、心という実体のないものの性質上、意見の分かれることもしばしばです。治療法や対処方法もこれといった決め手がいつもあるわけではなく、いろんなものが入り乱れている状態です。

さらに、患者に答えるうえで難しいのは、真実をふまえながら、治療に役立つように答えなければならない点です。たとえば「病名は何ですか?」と聞かれて、精神科医が「精神分裂病です」と答えたとします。患者がそれを不治の病と誤解して、自殺したり、または治療意欲をなくし症状が悪化したとしたら、その診断が精神医学上は正しくても、答え方はとうてい正しいとはいえません。極端な例ですが、このように患者・家族のためになる答え方はたいへん微妙で難しいのです。というのは、患者・家族は病名を正しく理解する心の余裕がなかったり、病気や状態についての理解が進んでいないことが多いからです。これは分裂病にかぎらず、うつ病・神経症・人格障害などの病態でも「病名の利用困難」な事態によくなります。

また、先ほども述べましたが、こうした基本的質問以外に患者・家族はさまざまな質問——「薬はいつまでのまなければならないのか」「入院する必要があるのか」「結婚や就職ができるのか」「結婚や就職の際、病気のことを言うべきか」「今の医者では治らないので、他の医師に変わったほうがいいか」「妊娠中、薬はどうしたらいいか」「本人が病院に行こうとしないがどうしたらいいか」「家で暴れているがどうしたらいいか」「叱るべきか優しくすべきか」「学校や会社に行かないが、それを勧めるべきかどうか」など——をしてきますが、これらにしてもケース・バイ・ケースで、どうするのがいちばんよいか、答えるのはやはり難しいのです。

しかし、患者・家族は少しでも事態を改善したくて、わらにもすがりたい気持ちで、質問をしてきます。これらの質問を正しく受けとめ、いっしょに問題を考え、なるべく患者・家族の役に立つように対応していくことが迫られているのです。

このようなわけで、第一部の第二章から第五章では、こうした基本的質問にたいしてどのように考えていけば治療の役に立つのかを述べました。また基本的な質問のなかでの事例はなるべく境界例関連のものを選びました。

第二部では、事例を入れながら、境界例とその治療の実際を述べました。

第二章

病気かどうかの質問にたいして

1 心の病とは

●心の病の正確な定義は困難である

治療中、とくに治療の開始にあたって、しばしば、患者・家族から「この状態はいったい病気なんでしょうか?――この子は病気といえるんでしょうか?」といった質問が出ます。問いは切実ですし、治療上も適切に答えることはとても重要ですが、ただ、かなり難しいのです。というのは、そもそも、心の病を正確に定義することが困難で、また健全といわれている状態との境界もかぎりなく不鮮明だからです。

●心の病の特徴――困難を受けとめることのできない状態

しかし、いくら困難といっても、心の病という言葉が存在する以上、病気といえる特徴があるわけです[4]。各所で述べてきましたが、この特徴は、苦悩・不安・抑うつ・怒りなどさまざま精神的な困難状態を受けとめることができないことです。具体的には、そうした困難状態に圧倒され、①苦悩・不安はあって当然とみなせなくなる、②日常生活・対人関係に支障をきたす、③睡眠・食欲の異常といった身体症状をきたす、④困難の原因が理解できない、⑤困難にたいする対策が立たない、⑥素人だけでは、この困難に対処できない、⑦この困難を自覚の深まり、成長、創造という面にもっていけない、といった事態をさすと思われます。

ただ、この七つの指標も厳密にいうとあいまいなところがふくまれ、やはり、病気の正確な定義など不可能だろうと思われます。そうなると、病気という言葉を使っても意味がないのではとも考えられますが、病気という言葉や概念を使うことによるメリットや有効性もあり、この言葉が存在しつづけているのです。

●病気と名づけることの利点

あたりまえのことですが、メリットは、①治療を受けられること。病気と考えられずに自殺するうつ病患者がたいへん多い事実を重視してください。②免責と休養。この間に負担を取りのぞき、疲労を軽減し、エネルギーを回復して、心の整理ができます。③家族、職場、友人など周囲の接し方に変化がみられること。本人を責めることや有害な励ましが避けられ、本人への理解が正しくなり、本人をほっとさせることができます。④自己をふりかえるチャンスを与えられる。病気の原因を考えることによって、自分の強すぎる欲求、無理なライフスタイル、周囲への合わせすぎ、自分自身のかたよった性格を反省し、うまくいけば自己変革につながります。

●病気宣告の危険性

しかし、病気と名づけることの有害さ、デメリットもあります。①たいへんな誤解と恐怖を引き起こす危険性。精神科医から病気といわれただけで、不治の病にかかったとか、やがて廃人になるのではないかと思いこんでしまう場合など。②異[5]常[6]意識を強くもたせる危険性。私は精神病になった、異常者になったと考え、もう誰からもふつう扱いされない、人間扱いされないと思いこみ、引きこもってしまう場合など。③自己否定の意識を強めること。④責任からの逃避。先のメリットとは、逆に人生の課題から逃避する目的で病気を利用する場合など。⑤劣等感、敗北感、挫折感、憂うつ感、後悔などを生じさせることなどです。

このように、心の病だと告知することは、メリットもデメリットもあるわけですから、実際の治療現場では、この点に留意しながら、告げるべきか、告げ方をどうするか、慎重に考えなければなりません。

そこで次に、病気の告知をめぐっての実際のやりとりを紹介します。

◆2◆ 病気告知の実際例

［事例A］ 不登校と家庭内暴力で相談に来た母親の例

思春期は、ひとつの危機の時代ともいわれ、この種の問題で悩まれ、相談に来られる家族がたいへん多いようです。Aさんの中学三年生になる息子さんは、試験結果が悪かったことを親に叱られたことがきっかけで登校しなくなり、しかもそれを注意すると暴れ出すといった状態で、困った母親が相談に来られました。母親はひとしきり事情を説明したあと、次のように聞いてきました。

▼先生、うちの子はいったい、病気なんでしょうか、性格的なものでしょうか？ ①

——そうですね。その質問はとても大事な問いですね。さっそくそれを考えていきましょう。それで、まず、お母さんからみて、息子さんの問題で性格的なものはどんな点か、病気と思える点はどんな点か教えてもらえますか？ ②

▼うーん。何かわがままなとことか、気にしすぎるところ、ひっこみじあんなところは性格といっていいと思うんですけど、でもちょっとしたことで学校へ行かなくなったり、自分の部屋へ引きこもってしまったり、ものを壊したり、親にまで暴力をふるうなんて病気としか思えません。あ

まり病気とは思いたくありませんが……。③
――わかりました。そうすると、その不登校、引きこもり、暴力・破壊行動ですが、このままにしておいたらどうなると思いますか？　④
▼そこがわからないので、心配なんです。どうなるんでしょうか？　⑤
――では、この問題をあなただけで考えていくのは難しいということですか？　⑥
▼ええ、それはもちろんです。⑦
――そうすると、精神科医やカウンセラーといった専門家の援助が必要なのですね？　⑧
▼そうなんです。お願いします。⑨
――わかりました。こうしたことが、性格であろうが病気であろうが、とにかく専門家とともに、解決法を考えていかなければならない問題だと思うのですね？　⑩
▼そうだと思います。⑪
――では、見通しや対策を考えるために、もう少し詳しく背景をうかがいましょう、いいですか？　⑫
▼ええ、いいんですが、その前に先生、うちの子はいったい病気なんでしょうか？　⑬
――今までの話だと、性格か病気かは別にして、とりあえず専門家とともにこの問題を考えていけばいいということだったですよね？　⑭
▼ええ、そうですが。⑮
――それでも、病気かどうか心配されるのはどうしてなのかな？　もちろん心配していけないとは言っていませんが。⑯

▼いや、もし精神病だったらどうしようかと思って、心配なんです。⑰
――精神病ならどう心配なんですか？　⑱
▼そう言われると……。いや、もし精神病だったら、もう治らないし……。⑲
――あなたは、精神病が不治の病だとか、精神病者がふつうの人間からまったくはずれていると思っておられるんですか？　⑳
▼えっ。そうなんですが、ちがうんですか？　㉑
――精神病はたしかに、治療するのに時間とエネルギーはかなりかかりますが、不治と断定はできませんよ。治っている例もかなりあるわけですから。それに、精神病の方は、不健康な部分はもちろんありますが、ふつうの人間と同じく健康な部分もかなりあるんですよ。あなたは、いろいろ知ったうえで、精神病が不治だとか、ふつうからまったくはずれているとおっしゃったんですか？　㉒
▼ごめんなさい。私、つい自分の見方だけでものをみてしまって……。㉓
――あやまる必要はありませんよ。やはり、ご自分のお子さんについては、悪いほうに悪いほうに考えてしまいやすいものですから。ただね、精神病にたいする偏見をもちつづけていますと、いつもその恐怖に圧倒されて、子どもさんを正しくみられないことが、心配なんです。それと、もし精神病の部分が出てきたら、それはそれで治療していけばいいんですから。㉔
▼今のお話をうかがって安心しましたが、それでうちの子は精神病なんでしょうか？　㉕
――お母さん、もし、子どもさんが精神病だったらどうしますか？　㉖

▼やっぱりものすごいショックです。㉗

――それでは、治療や改善をあきらめるんですか？㉘

▼いえ、そんなことはありません。がんばります。㉙

――では、精神病でなかったらどうするんですか？㉚

▼精神病でなくても、やっぱりこんな状態ほっとけないから、なんとか先生に頼りたいです。㉛

――では、どっちにしても治療なり相談が必要なんですね？㉜

▼そういうことになりますわね。㉝

――では、精神病であってもなくても治療・相談が必要だとわかればいいいんじゃないですか？㉞

▼それでも、息子が、どんな状態か知りたいのです。㉟

――それは、親として当然ですね。ただ、その前にいっておきますが、人間は誰でも健康な部分と病的な部分をもたされているのですよ。そして病的な部分も神経症的部分や、うつ病的部分、精神病的部分などいろいろな部分があるのです。それで、息子さんの場合ですが、今のところ、めだって精神病的部分が強くなっているようにはみえません。あなたはこれを聞いてどう思われました？㊱

▼ちょっとほっとしました。㊲

――それでは、精神病的部分がもし強く出てきたらどうしますか？㊳

▼それはそれで、先生に頼りながら、治るように努力したいと思います。㊴

そのあと、子どもの生活史、子どもと両親の関係に関する歴史などを話し合い、そのうえで、子どもにたいしての理解を深め、その主体性を尊重する方針で進んだところ、問題は数カ月ほどで解決していきました。

不登校、引きこもり、家庭内暴力は、成績低下や親からの叱責など、自分に生じてきた困難を受けとめかねての行動化と考えていいでしょう。これは、境界例での行動化と同種のものと思われます。そして、Aさんのように、こうした子どもの問題行動・行動化を、性格か病気かわからないと感じている人はけっこう多いものです。苦悩と心の病の区別がつきにくいのと同じように、筆者からみても、それらは区別がつきにくいものです。また無理に区別をつける必要もないと思われます。

それより大事なのは治療の必要があるかどうかです。それゆえ、②から⑩までの作業をおこない、治療の必要性の認識や治療目標（不登校、引きこもり、暴力行為）の設定をおこなったのです。ここでは、病気が、両親の手に負えないものであることをあらわしています。

この作業は、大事なことなのですが、Aさんの病気かどうかの心配はもうひとつ別のこと、すなわち「心の病＝精神病＝不治の病」という恐れを抱いていることが明らかになってきます（⑰と⑲）。これはなにもAさんにかぎらず、一般の人がもちやすい誤解と偏見です。とくに追いこまれている人は悪いほうに考えやすいものです。しかしこのままの放置はできません。正しい認識ができず、治療意欲もなくなっていく恐れがあるからです。そのため、㉒と㉔の働きかけをしたわけです。

それでも、Aさんの不安は簡単には消えず、㉕でくり返す質問には、偏見に圧倒されている発言がみられます。治療者は、これに同じような働きかけ（㉖、㉘）をします。治療においては、何度もくり返しの働きかけが必要になり、ときには、一年を越えて話し合わなければならないことも多いです。もっとも、㉗の発言はふつうに考えれば、うなずけます。ほんとうにショックから抜け、不安を受けとめられるようになるのは、本人が改善したときでしかないのかもしれません。しかし、改善・成長のためにも、このようなくり返しの働きかけをして、徐々に正しい認識を根づかせていってもらうことが、大事なのです。

また、不安の背景には息子さんの状態をよく知りたい気持ちがあり、それが㉟に出ています。それにたいして、人すべてが健康な部分と病的部分をもたされていることを説明して、Aさんの異常意識を和らげ、健常人と病者の連続性を示そうとしています。ただ、気にしすぎるなどの神経症的部分、自己否定や無気力などのうつ病的部分、強い思いこみの妄想、内的世界への極端な閉じこもりといった精神病的部分を理解してもらうのは、この面接だけでは不可能でしょう。何度も話し合わないといけないテーマですが、㊱の働きかけでは、精神病一色でみないようにすることや、全体として本人をきめこまやかに理解していくべきことがふくまれているのです。

そして、たとえ表面的であっても、㊴で、精神病であろうが何であろうが、きちんと治療の方向へ進もうと決意をさせているのです。

さて、この事例Aでわかるように、病気かどうかの質問にたいしては、すぐ即答するよりも、なぜそれを聞きたいのか、理由のほうを聞いておきます。そして、その作業において、病気について考え、治療の必要を自覚してもらい、治療契約を結ぶことが重要なのです。

同時に、背後に横たわる「心の病にたいする恐怖や偏見」の緩和・是正も必要な作業になります。辛さ、恐怖、誤解、偏見などは、背後に隠れていることがしばしばで、患者が自発的に言うことはなかなか難しいものです。治療者が聞くことによって、はじめてそれに気づいたり、口にできるようになるものです。

最後に重要な点ですが、治療者はここで、母親に即答せずに聞いてばかりいます。そうすることで、相手が自分で考えるようになり、理解が深まり、自分でいろんなことに気づいているのだと相手に示すことができるからです。仏陀の応機説法《おうぎせっぽう》[4]やソクラテスの産婆術[7]といった対話法と似ているかもしれません。大事なのは、質問に答えるより、逆に問い返して、相手に考え、理解し、決断してもらうことです。そして、そのほうが理解を自分のものにしやすいのです。

ただ、治療現場は複雑かつ微妙なものですから、いつも、こうした方法がいいとはかぎりません。みずから考えにくい人や、考えられる状況にないとき、いろいろ言うよりまず枠をきちっとはめたほうがよい場合もあり、ズバッと「あなたは病気です。治療が必要です」と言ったほうが望ましいこともあります。

このあたりは、治療者のパーソナリティや好みも関係してくるでしょう。患者さんとともに考える姿勢に馴染む筆者は、事例Aの対応になるのかもしれませんが「俺についてこい」式の指導力のある治療者であれば、またちがった展開も考えられます。その意味で、種々のやり方を学びながら、患者さんや治療者自身に適した方法をとっていくのが、もっとも治療的なのかもしれません。

いずれにしても、病気告知のメリットとデメリットをよく考えて対応することが肝要です。

第三章 病名についての質問にたいして

◆1◆ 病名をつけることの難しさ

●教科書の病名は純粋型・理想型

「私（の状態）は病気でしょうか?」と同じくらい多い質問が、「病名は何ですか?」です。病名とは病状、症状に名前をつけることです。病状とは病的状態のことで、前に述べたように「苦悩を受けとめられなくなった状態」や、辻先生の序文にある「（心の活動の）停滞が生じやすい関門」をさすわけですが、実に多種多彩な様相を示すので、病名をつけることそのものが難しいことになります。

この困難さは、人間が複雑にできていて多様なものが入り混じるということもあって、いっそう増大します。たとえば、うつ状態に自律神経失調症や強迫症の症状が混じるときもあれば、強迫症状に妄想のつけ加わることもあります。また対人恐怖が精神分裂病のように進んだり、精神分裂病状態の人がうつ状態や離人神経症のような症状をみせます。また本書のテーマである境界例は、あらゆる症状のオンパレードといってよいほどです。

したがって、症状を把握するときは、その時点でどの症状がいちばん優勢になっているか、それにともなう副次的症状はどんなものかをみておく必要があります。そして、そのときのいちばん優勢な症状を考えて、病名がつけられることが多いのです。教科書などに載っている病名の診断基準は、ある純粋型・理想型をあらわしているだけで、それにおさまりきらない種々の症状が入り混じっているのが、現実の姿です。

●病状は時間的に変化する

第二の病名確定困難な理由は、病状は時間的に変化するということです。優勢だった強迫神経症状が時とともに妄想状態になったり、逆に精神分裂病の状態が神経症の状態になることもあります。さらに、これに影響するのが、本人自身の気のもち方であり、家族や治療者や周囲のかかわりにあることはいうまでもありません。

●治療者によって変化する病状——病状は患者と治療者の合作

第三に大事なことは、病状が治療者の影響を少なからず受けることです。ある治療者の前で何も話さなかった患者が、別の治療者の前では話し出すことはよくあります。たとえば、被害妄想や独語があったと家族が話し、治療者が早決めしたがる精神科医であれば、緘黙《かんもく》性・拒絶性の分裂病だと診断するかもしれません。しかし、治療者が患者とかなり深い話ができたり、対人関係に関する被害妄想を話している間に自分の思いこみに気づいてきたとすれば、妄想がかることはあるが単なる対人恐怖にしかすぎない、ということになるかもしれません。患者はたいてい、よくわかっている治療者には心を開くものです。そして理解のいきとどく治療者は、患者の琴線にふれるような質問ができる人です。たとえば「もう、人生をあきらめているんでしょうか?」「人間を誰も信用できなくなっているんでしょうか?」「しゃべると何か恐ろしいことが起きるんでしょうか?」「今、とても恐いの?」「自分が嫌でたまらないの?」「どうしていいかまったくわからないの?」などと。

妄想めいた話ばかりを聞いて、かえって妄想状態を作ってしまう治療者もいれば、妄想発言から現実検討と今後の対策を考えていくなかで、自分の執着に気づかせ、神経症水準で止める治療者もいます。

このように、治療者の働きかけによって患者の状態が変化することは、よく知られる現象です。この最たるものが本書のテーマである境界例で、治療者しだいでいくらでも症状が引き出されてきます。

(第二部の事例Gを参照ください)。

さらに、治療者によって、同じ状態像でもとらえ方が異なってくる場合があります。治療者がどこに注目するか、それをどう解釈するかで変化するわけです。精神科医によって、診断が一致しないことはよくある事実です。結局、状態像や病名の診断は患者と治療者の合作であり、関係のなかで変化するといっていいかもしれません。

こうしたことから、病名を固定的にとらえないように気をつけなければなりません。

◆2◆……病名をつけることの意義と問題点……◆

●病名をつけることの意義

それでは病名などつける意味があるのか、といわれそうですが、先に述べた病気と名づける場合と同じく、メリットはあるのです。

病状にかぎらず、ある現象や事物に名前づけはとても重要です。名前がついてはじめて、われわれは観察したり研究したり議論したりできるからです。名づけることから科学がはじまるという人もいるくらいです(8)。

病状にたいしても同じで、病名をつけることでより理解され、適切な治療方針が立てられるというものです。たとえば、神経症と精神病と境界例、内因性うつ病と逃避型うつ病、心身症とヒステリーでは治療方針がそれぞれちがってきます。

病名づけのもうひとつの意義は、治療者間の共通認識ができることです。病状にたいする意見が交換でき、互いに理解が深められるのです。また病名が特定化されることで、文献検索や探求が可能となり、やがては治療に寄与することになります。

●病名をつけることの問題点

ただ、病名をつけることは先述したように、よいことばかりではなく危険や問題点もあります。

そのひとつは、その病名以外の病状に目が向けられなくなってしまう危険性です。たとえば、神経症性の筋緊張性頭痛という病名をつけたあと、いくらその頭痛が激しくなっても、それ以外の病名が考えられず、実は脳腫瘍を見逃してしまったという悲惨な例があります。はっきりした誤診ですが、こうした極端な例でなくても、人間はいったんつけられた病名に支配されやすいもので、そんなときは、その病名で病状をみていき、先行する病名に合致しない病状は、切り捨てられることが多いようです。同様の筆者の体験ですが、幻覚妄想状態になったある中年の女性が紹介されて来ました。夫婦仲も悪くなり「中年期の妄想反応」と診断され、向精神薬で治療しましたがあまり改善しません。話をしてもなんとなくぼーっとしているので、意識水準が低下しているような気がしてMRI—CTをとりました。すると脳腫瘍がみつかり、手術で改善したのです。

このように病名は、病状の理解や治療の進展を助ける仮の指針であって、参考にこそすれ、それにとらわれることなく幅広くみていかなければならないのです。症状名においても同様です。

◆3◆……病名告知の意義と問題点……◆

さて、治療者が病状や病名を把握するにつれて、患者にそれを伝えるべきか、またどう伝えたら治療にもっとも役立つかが、課題になってきます[9]。これは、治療者が頭のなかでどんな病名をつけようかと考えるよりも、いっそう重大で現実的な問題です。

そして、病名の告知は、病気かどうかの告知と同じかそれ以上に、治療的利点と危険や問題点をはらんでいます。

●病名告知の意義

病名告知の意義のひとつは、病名を告げることで患者が自分の病状を正しく理解し、その理解を治療に役立ててもらえることです。しかし、これはなかなか簡単にはいきません。なぜなら病名をポンと告げるだけで、患者が自分の病状を把握できるとは考えにくいからです。先述したように、患者・家族には病名の有効利用がなかなか困難なのです。したがって、患者さんにはまず陥っている病状と、できれば症状の構造、背景、性格的要因などを主としたさまざまな要因を理解してもらうことが重要です。治療には何よりも精神病理の理解の共有が大事だからです。

たとえば強迫神経症の病状に陥っている人には、病名よりもまずは、①強迫のもとである不安や気がかりの消失は不可能で、回避することのできない人間的命題であること、②確認や手洗いは絶対の安心をもたらさず相対的有効性しかないこと、③強迫を消そうとすると、よけい強迫観念が強まること、④問題点は、「相対的有効でかまわない」覚悟や決断ができず、気がかりを受けとめられないこと、といった強迫の構造と本人の問題点を理解してもらい、次いで克服の道を探っていけばいいと思われます。

だから、病状や構造理解のほうが重要であって、それが十分であれば、病名など伝える必要がないのかもしれません。事実、そういう人も多く、病名が話題にならず治療が終わることもあります。ただ、病状理解だけでなく、病名がはっきりすることで少し安心する人たちもいます。自分の事態がはっきりしたような気持ちになるのかもしれませんし、家族や友人に説明するときでも言いやすいからでしょう。

それと、自分の症状や自分に起きている現象をどう表現していいかわからないことがあります。たとえば、離人症状の場合など、「自分の存在感のなさ」「現実感のなさ」「霧がかかった感じ」「何かピンとこない」「生きている実感がない」「自分が行動している感じがわかない」といった体験をするのですが、患者の多くはそれがとても気になり、圧倒されると同時に、それをどう表現していいかわからないのです。このわからなさがとても苦しいわけです。そんなとき、「離人神経症」という名前をつけて病状を説明してあげると、事態が少しはっきりして、自分のことを表現しやすくなり安心することが多いのです。

このように、病名や病状を治療者と患者が共有し話し合うことで、患者さんが自分の事態をより認識しやすくなり、より表現しやすくなることは治療の開始や展開におおいに役立つのです。その意味では、病名は治療のパスポート、または治療の出発点といっていいかもわかりません。

●病名告知の問題点

病名告知より病状理解の共有のほうが大事だといいましたが、このことを忘れて不用意に病名告知をしてしまうことは、前章での病気宣告と同じく、たいへん危険な面があります。たとえば、絶望的な気持ちにさせるとか、治療意欲を失わせるようなことです。

こうした例をいちばんよくあらわすものとしては、精神病の代表ともいうべき精神分裂病の場合があげられます。前章と少し重なりますが、大事なのでくり返します。たとえば、あまり配慮のないまま「あなたは精神分裂病ですよ」と言った場合、本人の心のなかに「分裂病＝ふつうの人間から脱落し、ふつう扱いされず、ふつうの生活ができない＝就職や結婚やふつうの生活はあきらめる」または「分裂病＝不治の病＝治療はあきらめる」「分裂病＝遺伝する＝結婚はあきらめる」といった思いが生ずることです。あるいは、そのように絶望的なものではないかといった恐れの場合もあります。

こうして、本人みずから自分の可能性を閉ざしてしまうかもしれませんし、治療意欲をなくしてしまうかもしれないのです。そこまでいかなくても絶えずびくびくしながら暮らさなければならないかもしれません。

また、家族にだけ分裂病と告げて、本人には告げないようにする精神科医もいます。この場合、家族が絶望的な気持ちになって、そのことが患者の治療に悪影響をおよぼすことがあります。さらには、重大なことを家族や医者が共謀して隠しているという疑惑を患者自身がもち、かえって悪い結果をまねきかねません。患者さんは、自分の病名にかなり敏感で、たとえば医師のカルテを盗み見て、分裂病という名前にショックを受けたという話を、ときに聞きます。

いずれにせよ、病名だけを告げるのは、分裂病状態のような一筋縄ではいかない病態ではたいへん問題で、告知と同時に絶えずそれにたいする適切な手当てが必要です。また、分裂病にかぎらず、神経症やうつ病でも治らない病気にかかってしまったと思いこむ人がいるので、どんな病状でも病名告知の場合には手当てが必要でしょう。

それから、病名だけを告げたとき、患者さんが自分の病状を勝手に解釈してしまい、それが治療の妨げになることがあります。とくに境界例のようなつかみどころのない病態ではそうなることが多く、やはりこの場合も、自分の病状そのものや問題点の把握のほうに目を向けてもらうようにしたほうがよいでしょう。このことは境界例の病名告知のところでさらに詳しく述べます。

また、同じことですが、病名だけを聞いて、患者・家族が、精神医学の専門書を読んだりすることがあります。本を読んで勉強すること自体は悪いことではないのですが、ときとして患者や家族はその病名に関しての記述を正確に把握できず、一方的に悪いほうに考え、いたずらに深刻になったりする場合もあるので、配慮しておくことが肝心かと思われます。

◆4◆病名告知をめぐっての実際のやりとり

●病名告知の目的

病気や病名告知の場合、治療上いちばん大事なことは、患者の病状とその構造・背景・症状成立要因などを患者とともに考え、それらの理解を共有し合うこと、それにもとづいて治療方法を探っていくことです。

前にも述べましたが、病名告知のなかで起きるさまざまな絶望感や恐れ、一面的な解釈や誤解、偏見などに気をつけ、それらが出てきたときには、それを改める手当てが必要です。要するに、病名告知のメリットを増やし、デメリットを最小にしていく、さらには偏見というデメリットを改善の機会ととらえてプラスに変えていく、ということになるでしょう。いずれにせよ、患者が、病名を治療に役立つように利用できること、これが最大の目的です。

それでは、実際に病名を聞かれたときのやりとりを紹介します。ただ、これは単なる一例であって、けっしてこれをマニュアル化して考えないよう注意してください。他の場合でもそうでしょうが、病名告知では、各事例、各場面によってやりとりが、それこそ千変万化するからです。

［事例B］精神分裂病を恐れる二四歳男性の病名告知をめぐるやりとり――診断は境界例と思われる

Bさんは、三回ほど精神病院の入院歴があります。入院理由はいつも「周囲のことが気になる」からはじまって、被害妄想、幻聴、うわさや悪口を言う他者への攻撃といった症状と、抑うつ感や希死念慮が混じるうつ状態を呈することでした。ただ、うつ状態の人の多くは自責的になるのが一般的ですが、Bさんは他責的になり、うつ原因を家族のせいにしています。また入院していないときでも、自信がなくイライラして家に引きこもっている状態でした。そして、なかなかよくならないことに苛立ち、家でも荒れるため、家族ともども相談にやって来ました。

まず、今までの病歴や治療経過、今後の治療目標を聞いて、相談にのりつづける約束をしたところ、二回目ですぐに彼のほうから病名の話が出てきました。

B　先生、いったい、僕の病名は何なのですか？　①（以前はこう聞かれることを恐れていましたが、今は患者さんが、自分自身の理解を深める絶好のチャンスだと、むしろ歓迎しています。）

――病名が気になるんですね。患者さんとしては当然のことですよね。ただ、どういうことで気になるか教えてもらえるとありがたいんだけど……。②（このように患者の気持ちを受けとめ、その気持ちの背後にあるものを聞くことは、病名にかぎらずごく自然な作業です。）

B　先生、僕、分裂病なんですか？　③（いきなり、こう聞いてくるのは、力をもっている患者さんです。もっと圧倒されている患者は、こわくてこういう質問すらできないのがふつうです。）

——分裂病かどうか気になるんですね？　④

B　ええ。⑤

——やっぱり。でも、どうして分裂病かどうかが気になるのか教えてもらえるといいんだけど。⑥
（ここも同じパターンで背後の気持ちを聞こうとしています。）

このあと、Bは入院中に医師のカルテを盗み見したら、Schizophrenieと書いてあったので、あとで調べたり聞いたりして「精神分裂病」とわかり、すごいショックを受けたと言います。

——分裂病だとしたら、すごいショックなんですね？　⑦

B　ええ。⑧

——どういうことで、ショックなのかな？　⑨

B　だって、分裂病だと結婚できないし、治らないし、一生、精神病院に入っている人も多い……。
⑩（ついに、彼の恐れているものが出てきます。）

——もし、分裂病状態にあった人が、結婚できないし、治らないし、一生、精神病院にいないといけなかったとしたら、それはたしかにショックですよね。⑪（ここではまず彼のショックを共感しようとしています。）

B　ええ……。⑫

——ところで、どういうことで、そう思ったの？　⑬（ここから、彼の偏見を是正していくための相互検討がはじまります。）

B　だって、入院している人は、何度も何度も入院しているし、三〇年以上も入院している人もいるし、結婚していない人も多いし。⑭（部分的な材料だけで結論を出していることがわかります。）

――そういう部分だけをみれば、あなたのような結論をくだすのもわからなくはないのですが、私の経験した事実をいっていいですか？　⑮（とりあえず彼の言い分を認めたうえで、今から反対意見を聞く準備をしてもらいます。）

B　ええ、いいですけど。⑯

――私の経験やこれまでの知識によると、入院がつづくかどうか、治るかどうか、結婚できるかどうかは、本人や家族や治療者や周囲の状況によって変わってくることが多いです。だから、あなたが分裂病かどうかは別にして、たとえ分裂病状態にあったとしても、治ったり結婚したりすることは可能ですよ。もちろん絶対とはいえませんがね。ただ、現に私の患者さんで、分裂病状態を体験した人が治ったり、結婚したりしています。今の話、伝わりましたか？　⑰（これは治療者のいちばん提示したいことですが、これ一回だけで、患者の偏見が訂正されることはまずなく、何度もくり返し話し合うことが必要になります。）

B　ええ、それは。⑱

――では、今の話を聞いて、あなたはどう思ったの？　⑲（治療者は言い放しではだめで、患者の意見を引き出すことが大事になります。）

B　びっくりしました。でも、僕は難しいと思う。⑳（ここで、前の「不可能」から「難しい」段階に少し移行しています。）

このあと、本人が悪いほうに考える癖のあることが、確認されました。それと同時に、分裂病を恐れすぎて、不治の病とか、ふつうの生活は不可能とかの偏見をもっていることも確認され、病名が何であるよりも、こうした癖の克服、偏見の是正のほうが重要だという話になりました。

さて、病名に関する質問にたいしては、ストレートに答えるよりも、なぜ病名が気になるのかを考えていくほうが、患者自身がもっている恐れや偏見、さらには、一方的な思考傾向といった問題点が明らかになってきます。そして、その過程で、本人が治療目標をよりはっきりと自覚し、治療意欲を強化していくことが可能になります。

ちなみに、このBさんは、そのあとも自己否定的になったり絶望的になったりしましたが、それらを乗り越え、仕事ができるようになっています。そして、ある程度よくなった時点で、再び病名の話が出たとき、筆者は「たしかに精神医学の用語でいえば、あなたの以前の状態は精神病的部分（分裂病的部分）やうつ病的部分が優勢であったといえます」と述べ、それが気になるかどうか聞いたところ「今は、自分がそういう心の弱さをもっていることが自覚でき、なるべくそうならないように気をつけていこうと思います。だから、病名とかはそんなに気にならない。でも調子が悪くなってくると、また治らないいんじゃないかと気になったりするけど……」ということでした。

この事例では、病名告知の機会が、患者本人の偏見や考え方の問題点を是正するチャンスとして働いたといえます。

Ｂは、たしかに精神病的症状もありましたが、他責的なうつ病的部分もあること、また行動化しやすく、衝動的になりやすいところを考えると分裂病より、境界例のほうがふさわしいのかもしれません。あるいはまた両者の中間ともいえるかもしれません。

しかし、ここで大事なのは、そのようなラベルづけではなく、自分の問題点の把握、偏見・怯えの相対化がなされることであり、それが治療に生かされることです。そして、病名や症状名を知ったからといって、それにとらわれることなく、それを正しく利用することが肝要なのです。

●病名告知のポイント

以上、病名告知についていろいろ述べてきましたが、とくに重要な点を要約しておきます。

①すぐに告知するより、病名をめぐって、いろいろ話し合ったほうが、望ましい場合が多い。それによって、患者・家族の恐れ・誤解・偏見を浮き彫りにし、それらの緩和・是正に寄与する治療的メリットがある。

②病名を単に告げるよりも、病状とその構造、背景の理解などを患者と共有する。

③病状の理解の共有にもとづいて、通院・治療的対話・服薬など、治療の必要性や治療目標についての自覚を強めることが望ましい。

④場合によっては、病名がはっきりすることで安心することも多いので、そのときは適切な病名を伝える。

⑤病名や病状を患者に考えさせることは大事だが、患者・家族だけでは手にあまる場合も多いので、

治療者も適切な場面で自分の意見を言うことが望ましい。しかし、言い放しではなく、治療者の意見にたいする相手の反応を聞くべきである。いわば、相互的対話、共同探求が重要なのである。

第四章

心の病の原因について

病名と同時に多い質問に、病気の原因についてがあります。実際、人間は困難に陥ると「なぜ、こうなったのだろう」とまず考えます。心の病も、例外ではありません。「この病気の原因は何なのですか?」「いったいなぜこんな病気になったんですか?」「育て方が悪かったんでしょうか?」「生まれつきなんでしょうか?」と患者・家族から多くの問いが発せられます。以下、この「原因」について考えてみます。

1 原因探求の重要性

●原因は多種多様であり、多くの連鎖である

体の病でも同じかもしれませんが、心の病を引き起こす原因は、多種多様でたいへん複雑です。患

者・家族のなかには、医者が原因を知っていて、簡単に答えてくれるだろうと期待される方もいますが、ひと言で答えられるようなものではありません。治りにくい難しい病気であればあるほど、そうですが、簡単だと思える例でもけっこう多くの要因がからんでいます。

比較的、簡単と思える中年男子のあるうつ病例をみても、その原因を探ってみると、(A)状況因―高血圧になったショック、過労、オーバーワーク、転勤といった個人的要因や、業績不振や不況といった社会的状況因、(B)身体的要因―高血圧の悪化、(C)性格的要因[10]―メランコリー親和型性格、と浮かんできます。また状況因や性格因の追加として、今まで順調にきたことと、順調希求姿勢[6]（つねに調子よく順調にいっている自分だけを本来の自分と考え、調子の悪い自分は自分でないと切り捨てる姿勢）があげられます。これらが互いに関連し合って発病しているのです。

こうして簡単なようでも、どれもこれも複雑な連鎖をなしているのです。しかし、これは別に心の病の原因だけにかぎらず、世のすべての事象がそうかもしれません。華厳経の「ひとつの現象はあらゆることに関係している」という「一即多、多即一」を連想せざるをえません。

また、こうした性格要因が形成された背景を考えだすと、成育歴や両親の育て方、両親自身の性格なども問題になるでしょう。さらに深く考えれば、両親の性格が形成された歴史にまでおよびます。事実、三世代の家族史を実際に調べて治療に生かす家系図療法もあるぐらいです。

こう考えてみると、ある病状の原因は、どこまでもつづく無数の要因の積み重なりの結果ともいえそうです。

●物語の再構成としての原因探求

このように、心の病という事象は種々の要因が複雑にからみ合い、とうてい単純な因果律や自然科学の図式では律しきれないものだとわかります。また、この要因の種類や程度、持続時間、ありよう、それら相互の関連の様態などは、個々の事例でひじょうに差があるので、分裂病やうつ病や境界例の人の数だけ、それぞれ個性的でそれぞれちがった分裂病やうつ病や境界例のありようが存在していることがわかります。

したがって、病気の原因を記述しようとするならば、個々人でそれぞれちがった、ほとんど物語のようにならざるをえません。ユングが「患者にとって、決定的なものは物語である」と述べ、土居健郎が「ストーリーを読むことの大切さ」を説いた[12]のは、このことと関連しています。

ですから治療においても大事なのは、なるべく正確に真実をふまえて、役に立つ物語を発見していくことになります。

●原因探求は容易ではない

原因の探求は、身体医学のように機械を使ってというわけにはいきません。もちろん、心の病でも、脳波やCTをとったり機械を使うこともありますが、基本は面接です。ところが、これがけっこう難しいものなのです。

まず第一に、患者は精神的に混乱していることが多く、秩序だって表現したり説明したりすることが困難です。話にまとまりが欠け、前後関係があやふやであったり、また一方的な偏りがみられ、同じ話を何度もくり返して肝心な話にいかないのは、日常茶飯事です。これは、なにも患者だけにかぎらず、追い詰められた人間一般の反応ですが、治療者は患者の自己表現を損なわない程度にまとめていく必要があります。境界例ではとくに「話のチャンネル」の切り替えが頻繁で、話を正確に聞き取ることすら難しい場合が多くあります[13]。話の共有ができにくく、治療者と患者の間でずれが生じることもしばしばです。そして、それがまたトラブルを引き起こすのです。

第二に、原因探求は患者の影の部分、秘密の部分の探求になることが多く、それは患者にとって当然見たくない、ふれられたくない部分です。だからこそ治療上そこをみていくことが必要なのですが、精神的に落ち着いてきてゆとりが出てこないと、自分の影をみることはできないし、また治療者にたいする信頼感が出てこないと、影について言えないものです。

この影こそが重大な原因であることが多く、これが明確にならないと、真の原因を探ったことにならず、治療も進みません。しかし、本人の心の準備が整わないのに、無理やり影を引きずり出そうとするのは、当然、反治療的となります。

第三に、原因を探ろうにも、患者自身が思い出せないことがあります。とくに急性の幻覚妄想状態の体験や、家庭内暴力や手首自傷など境界例で頻繁に起こる行動化の体験などを完全に想起することは困難なことが多いのです。これは思い出したくないのかもしれませんが、同時に意識水準の低下があって、実際にその体験が記憶のなかに刻みこまれていないとも考えられます。心的外傷を受けたケースやＰＴＳＤ[14]（心的外傷後ストレス障害）ではとくにひどく、不用意に思い出すことを強制することで有害な結果をまねくこともあります。

このように、初期には原因がつかめないことが多く、治療の終わりごろになって、ようやく病歴の全体像や病気の原因がはっきりしてくるケースもあります。治療が進むにつれて、患者が安定し、ゆとりを取り戻し、同時に治療者への信頼感も育ってくると、原因に関連した影の部分を言いやすくなり、まとめやすくなります。それがまた治療を促進することになり、これに応じてさらなる原因探求が進むわけです。

したがって、治療が終結してはじめて原因の全貌がわかったということがよくあるのですが、この点に、精神医学や、臨床心理学や、心の病の治療の特殊事情があらわれているように思えます。身体治療では、まず原因を発見してから治療にあたりますが、心の病では、原因の解明ができる程度に心の働きを回復させるのが、まずは第一目標になります。

●原因は治療の進展によって変化することがある

もうひとつ大事な点ですが、原因の探求を患者とともにしていくと、その進展に応じて患者の述べることが変わっていく場合があります。

前に、うつ状態の原因を他責的に考えるBさんの事例を出しましたが、自分で苦悩を抱えられない境界例の患者は、それを誰かの責任にせざるをえない場合がしばしばあります。「自分が今こんな『情けない辛い状態』にいることや、自分の性格のもろさの原因は母親の愛情不足のせいだ、すべて親のせいだ」と境界例患者が言うのは日常茶飯のことです。しかし、治療が進んで自己や現実をみつめることができてくると、それほど悪く言っていた親のことを「実は、母親は愛情がうすかったわけではなく、いろいろ私にしてくれていた。それに私が気づかなかっただけで、状態が悪いときには、母の悪いところしか見えなかった」と言うようになり、原因どころか病歴そのものが書き変わる場合も、かなりあるのです。

ただ、このことは不思議でもなんでもなくて、人間はどうしても現在の時点・心境に立って過去をふりかえりますから、治療者は「この時点では、過去をこう考えているんだな」と把握しておいて、不必要にそれにこだわらないようにすることです。

●真の原因とは患者の役に立つものである

さて、これまで、心の病には多種多様の要因がからみ、治療の進展とともに原因も変化してくると述べましたが、事態をいっそう複雑にしているのは、治療者によって病気の原因に関する意見がちがうことです。

遺伝や素質や体質因を強調する治療者もいれば、生理学的変化や脳内の生化学的変化を取り上げたり、また病前性格を重視するとか、さらに早期の成育状況に注目したり、また別に現在のストレス状況や家族にひそむ要因を強調する治療者もいます。いずれも一定の根拠があるため、聞けば、なるほどそうかとうなずけます。

しかし、筆者は「真の原因とは、患者と治療者の双方がそうだと認めることができ、しかもその原因理解が患者の役に立つような原因のことをさす」と考えています。このとき、真の原因といっても仮説のようなもので、患者の役に立つかぎり、それはそのつど、変わっていっていいのです。

例として、うつ状態で悩んでいたある女性の場合、原因が①自分がなかなか攻撃性を出せずに、自己主張できなかったこと、②周囲、とくに母親がそれを受けとめようとせず抑えつけていたことにある、と患者・治療者双方で認識したとします。そこで、この理解にもとづいて、本人がもう少し自己主張をし、家族も彼女の主張を受けとめるようにします。その結果、うつ状態が改善したとしたら、その原因理解は役に立ったわけだし、①と②は真の原因といってよいでしょう。

また、すぐに原因理解を行動に結びつけなくても、患者がこういうことが自分の苦しみのもとであったのかと悟り、それを治療者と共有できたとしたら、それだけで落ち着きと余裕を取り戻し「なぜこんなに苦しむんだろう？　なぜなんだろうか？」という原因へのとらわれから解放されることになります。さらに原因がはっきりすることで、過去へのとらわれもなくなり、未来への展望が見えてきますし、過去の物語が再構成されることにより、自分の人生に意味が見いだされるといったよい点もあるでしょう。

このように治療者は、原因探求において、事実や真実をふまえながら、なるべく役に立つ原因探しをしていく態度が重要となります。

◆2◆……「原因は何ですか？」という問いにどう答えるか……◆

前節をふまえて、患者の「病気の原因は何ですか？」にどう答えれば、いちばん役に立つか考えていきましょう。

まず治療者が「この質問はとても大事な質問です」と尊重してはじめるのは、今までの重要質問と同じです。つづいて「原因探しは重要です。だから慎重に探っていきたいと思います。それにはあなたの協力が必要ですが、よろしいですか？」と、原因探求が共同作業によることの了解を得ておきます。

原因を性急に聞きたがる人は多いですが、そういう人には「早くすっとわかるといいんですが、なかなか簡単にわからないかもしれません。時間がかかってはいけませんか？」と逆に聞いていけばいいでしょう。これは暗に「原因探求は腰をすえてじっくり取り組むべき課題ですよ」と伝えているわけで、それでも満足しない人には、そんなに性急に原因を知りたいのはなぜかと聞いていくと、その人（家族）の事情や問題点がひとつ明らかになるかもしれません。そのとき、焦りや性急さが浮かび上がってくれれば、それが治療のネック（隘路、障害）となり、また病気の原因になっていることが多く、さっそく原因がひとつ見つかることもあります。

原因を知りたがる心理の背景を知ることは大切です。「原因を知りたいと思うのは当然として、どういう点で原因を知りたいのか教えてもらえるとありがたいですが」とか「原因を知って、どうしようと思われますか？」と聞き返すのも有益です。

すると、さまざまな応答が返ってきます。「家族の接し方が悪かったのか」「本人の性格に問題があるのか」「遺伝ではないか」と聞き返す場合や、「原因を知れば安心」という場合、また「原因がわかると、治療法がわかって、苦しさがなくなる」という願望を表明する場合など。これにたいして、たとえば、最後の願望のような場合は「たしかに原因がわかると、治療法や対策がわかる可能性があるかもしれませんが、すぐにそれが可能になるかどうかわかりませんよ。それに苦しさがなくなるのはありえないことで、治るとは苦しさを受けとめていくことですよ」と伝えることが大事です。

患者は、原因解明＝問題解決＝苦悩除去という単純な図式をもちやすく「原因がわかってくると、自分の問題にどう向かっていけばいいか考えやすくはなるが、それがすぐ問題解決とはならない場合もある」という考えに変化させることが重要です。「原因がわかったのになぜ治らないのか」といった困惑状態に患者を陥らせないための予防策にもなります。そして、この除去願望の強さや、除去の役割を治療者に移しかえてくる程度によって、病気の原因の一部が明らかになることもあります。

このような準備をしたあと、患者とともに原因探求・物語の再構成の旅に出るわけですが、いきなり「病気の原因は何だと思いますか？」と聞くのは、患者にとっては重い負担のように思われます。患者は原因がわからないから来ているわけですから、答えるのに難しいことが多いのです。しかしながら、患者の協力がないと、原因の探求はできません。というか、真の原因を知っているのはやはり患者だけで、治療者は患者の自己探求を助けてあげることしかできないのです。このあたりが共同探求の難しいところで、ジレンマです。

それでは、どうしたらいいのか。このとき「原因は何かと聞かれても答えにくいと思います。でも、まちがってもいいですから、何か思いつくことはありませんか？」という聞き方をします。このほうが「原因は何ですか？」と聞くよりも、患者に圧迫感を与えないですむからです。もちろんこうしても、何も出てこなければ、今度は病状がはじまる前後のその人の生活状況、対人関係などについて尋

ばいいのです。

ね、そのときの心理状態を探りながら「このことは、発病と関係がありそうですか?」と聞いていけば、こちらが良質の質問をしていく方法で進めていくのが望ましい対処です。

このように原因の探求は、まず患者の話を聞き、なかなか原因らしい話が出てこなければ、こちらが良質の質問をしていく方法で進めていくのが望ましい対処です。

ただ、患者が「これ、話さないといけませんか?」と言う場合があります。このとき、常識的には「いいです。無理しないでください」となるのかもしれませんが、一方で「話すのは辛いと思いますが、どういう点で辛いのでしょうか?」と聞くのも手です。また「話すのは辛いと思いますが、話すことによって役に立つかもしれません。その点、よく考えてどちらを選ばれてもいいです。話すべきか話さないでおくか考えることが、あなたの治療の役に立つのですよ」と言ってもいいかもしれません。こういう働きかけのなかで、本人の主体性は育っていくからです。

また、話を聞くうちに治療者のほうが、どうもこれが原因ではないかという考えがわいてきて、しかも患者が自力で気づくのが難しいときは「こういうことが原因だと思いますが、あなたはどう思いますか?」と、患者から何かを引き出すようにしてもいいでしょう。患者自身が自力で原因に気づくほうが自分の力になりやすいのですが、難しいことも多く、治療者はその気づきを助ける役をしていくのがいいと思われます。以下、事例でもって原因探求の一例を示します。

◆3◆……「何が原因か？」にたいする具体的応答例……◆

［事例C］女性境界例患者Cの父親面接

美人で成績優秀な女子大生だったC（二三歳）は、卒業して一流企業に就職しましたが、仕事のつまずきや職場の人間関係のトラブルで、出社できなくなりました。引きこもった彼女は、抑うつ感を日増しに強め神経科を受診しましたが、投薬だけの治療のためもあって好転しません。そうしているうちに、リストカット、大量服薬があり、筆者のところに紹介されてきました。境界例傾向のうつ状態と考え、カウンセリングを提案し開始しましたが、表面的なことを述べるだけであまり深まらず、五、六回で中断してしまいました。そして、再び、家での引きこもりが強くなると、父親を包丁で刺そうとするなど、父親への攻撃を中心とする家庭内暴力や自殺企図がありました。たまりかねた父親が、筆者を訪れたのです。父親は一流企業の部長で高学歴のインテリです。娘のひどい状態を語ったあと、

父　先生。娘はなぜ、こんなことになってしまったんですか？　ほんとうに信じられません。なんとか教えてください。

――原因を、お知りになりたいのは、当然ですよね。何か、これについて思いつくことがありますか？

父　いや、さっぱり。だいたい、それがわからんから来てるんですよ。

――そうですよね。原因がわからないから、お困りなんですよね。それでは、さっそくそれを探っていきましょう。どうですか、娘さんはいつごろから変わってきたというか、具合が悪くなったような気がします？

父　そうね……、やっぱり会社を休んだころかな。

――突然、休んだんですか？　それとも休む前に何か前兆でもありました？

父　そういえば、休む前に、少し会社でうまくいかないことがあるともらしてましたね。

――そのとき、お父さんはどうなさいました？

父　いや、「会社に入れば、そんなことはよくある。はしかのようなものだから気にするな」と言ったような気がします。だいたい、あの子はたいていのことではへこたれず、何でもこなしてきた子ですから。

――それはすごいですね。それで、娘さんはどうされたようですか？

父　いや、何も言わずに自分の部屋にもどっていったように思います。

――もし、そのとき「どう、うまくいってないのかな」とか「言いにくいかもしれないけど、今悩んでること言ってごらん」と言っていたら、どうなっていたと思いますか？

父　（はっと、われに返ったように）そうか、そう聞けばよかったのか。それなら、こんなに娘をかたくなにさせることはなかったのに……。原因は、私が娘に気配りできなかったことにあるようですね。ちょうど、そのころ、自分も大事な取引を抱えていて娘どころではなかったのです。よく考えれば、娘は相当、仕事のことで悩んでいたのかもしれません。

――まあ、すぐにそんなに決めつけなくてもいいと思いますよ。さらに探っていきましょう。娘さんが引きこもるだけではなくて、お父さんにたいしてひどく攻撃的になりましたね。このとき、娘さんは、どう言って攻撃されたのか覚えておられますか？

父 いや、それなんですよ。娘は「こんなになったのは、おまえのせいだ」とののしるんですね。もう、頭に来ましてね。こんなに娘のことを思って、手塩にかけて育てたのにこんなこと言われるなんて。……それといつも娘には「人のせいにするな」ときびしく言ってますし、娘もそうしないで、ここまで来たと思っていたのですが、その娘がそんなことを言うなんて、一瞬、気が狂ったのではないかと思ったほどです。今でもその疑いは消えません。娘は気が狂ってはいないのでしょうか？

――まあ、それはゆっくり考えるとして。お父さん、どうでしょう、ここで再び「親のせいでこうなったと言うけど、それはどういうことかな？」とか「お父さんも悪いところがあったかもしれないから、それを言ってくれないかな？」と言っていたら、どうなっていたでしょうね？

父 そうか。ここでも、そう聞けば、いろいろ言ってくれて暴れることはなかったのか。(かなり、後悔したようすで) だいぶ、言い方がまずかったようです。でも、不思議です。あんなに素直でいい子で、しかもひっこみじあんではなく、小学校から勉強でもスポーツでも活躍していたのに、こんなになるなんて。

——素直でいい子というのは、たいへんいいですが、そうするとあまり反抗したり、だだをこねたりしたことはなかったのですか?

父　そうですね。

——そのこと、どう思います?

父　いや、それはそれでよかったと思いますが。

——反抗する子と、そうでない子をくらべたら、どちらが自己主張できると思います?

父　そりゃ、前者のほうでしょうけど、しかし、うちの娘は学校でも、かなり、はきはきしていたと思いますが。

——それは、けっこうなことでしたが、どうですか、先生とぶつかったりしていましたか?

父　そういえば、先生とは衝突してませんね。はきはきといっても、先生の望むとおりの活発さでした。そうそう、一時は、先生の秘書役といわれたこともあったようです。

——家でも素直、学校でも先生の秘書役、どこででもいい顔をしていたら身がもたないことはないのでしょうか?

父　いや、本人は楽しそうにやっていたように思うのですが……。

——そういうところもあるでしょうが、ひょっとしたら、それはまわりに合わせていただけのかりそめの自分ではないでしょうか?

父　どういう意味ですか?

――いや、本音は甘えたいし、だだをこねたいし、反発もしたかったのに、それを抑えて、ひたすら、親や先生に合わせていたのではないかということですが、どう思われますか？

父　う～ん。そう言われれば、そんな気がしないでもないですが。

――それと、いささか失礼なことを申し上げます。娘さんから聞いたのですが、「お父さんにたいしては、オーバーともいえる愛情表現をしないと許してくれないところがあった」とうかがっています。これについては、どうお感じになりますか？

父　（かなり、考えこんだあとで）たしかにそういうところはありました。でも、私は、別に悪気があったわけではなく、娘のことを思ってそうしていたのですが。

――そのとおりですよ。お父さんは、たいへん愛情深かったと思いますよ。そのおかげで、娘さんはいい大学を出て、この不況のなか、一流企業にも就職できた。それは、素晴らしいと思います。ただ、本音を出すことに関してはいささか未開発で、それでしようがないから、行動に出たのではないですか？

父　いや、おっしゃるとおりかもしれません。よく考えれば、かなり娘の育て方をまちがえていたようです。私の一方的で押しつけ的な愛情でした。

――いや、そんなことはないんです。ただ、愛情が十分に生かされていなかっただけで、これから、その愛情を、本音を出させる方向に向けていけばいいわけですから。つまりは、自分の思いを面と向かって言いにくい本人にたいして、言いやすい工夫をしてあげればいいわけですから。いかがですか？

父　わかりました。これから、娘の話にまず耳を傾けるようにします。

　そのあとの面接で、この父親は、娘の養育に熱心になりすぎていたこと、その背景には妻との不和があったこと、妻は理知的で自分が甘えたくても甘えさせてくれず、それで自然と娘のほうに愛情がいったことなどを語りました。また、自分は事情があって、継母に育てられたが、あまり甘えさせてもらえず、いつも不満であったこと、だから妻にそれを求めたが、妻はそれには応じてくれなかったと語ったのです。

　以後、父は、治療者と相談するなかで試行錯誤をくり返しながら、娘の話を聞くようにし、また妻との間の修復を試みたところ、少しずつ娘の暴力はおさまり、また夫婦の会話もかなり増えていきました。

　父の変化を見た娘は、みずから父にかわって、治療者のカウンセリングに再び通うようになり、話し合いは前より深まってきています。以下がその主な内容です。

　今まで人に合わせてばかりで、対立するのが苦手。父親がとくにこわかった。母は好きだったが、何か言ってもさらりと流されるだけだった。友達はたくさんいたけれど、なんでも腹をわって話せる真の友達といえる人は一人もいなかったように思う。だから勉強やスポーツや生徒会などでめだっていても、内心はとても寂しかったし、また先生やまわりに注目してもらおうと思ってかなり無理をしてきた。だから相当疲れたりすることもあったけれどまわりに言う人がいなかった。そういえば、中学・高校とめまいや吐き気や発熱などがときどきあって、医者のところへ行って診てもらったが、いつも異常なしだった。今から考えれば、精神的な疲れが体に出ていたのだと思う。ある内科の先生は「一度精神科で診てもらったら」と言ったが、両親とも、とんでもないという感じであった。大学に入ってやっと解放されたと思ったけれど、やはりあまり深い友達はできず、男の子に誘われることはあったが、なんとなくこわさや嫌らしさがあって恋愛もできなかった。実をいうと、就職するときも、自分は社会人としてやっていけるのだろうかと不安だった。だから、会社でのつまずきにすぐ負けてしまったのだと思う。今思うと、ほんとうに自分というものが育っていない気がする。そう思うとすごく腹が立ってきた。父親に暴力をふるったのは、いつかは、この親の育て方が問題だったのだと言いたかったため。でも、もうしないつもり、先生という言える場所が見つかったから。ただ、最初はこわかった。何か侵入されるのではないかという心配があった。なぜ私だけ通わなければならないのかという腹立ちもあった。それで途中で行けなくなってしまった。しかしまだ、自分がわからない、いったい自分がこれからどう進めばいいかわからないので、カウンセリングはこれからです。

［事例C解説］

かなり長い引用でしたが、多くの大事な対話のごく一部分にすぎません。だから、これだけでCの、抑うつ状態・自傷行為・攻撃的行動・自殺企図などの原因、境界例の発生要因が全部わかるかというと、とうていそれは無理な話です。

しかし、この一部の対話から原因のある部分を知ることはできます。部分は全体をあらわすともいえるわけですから、そこでその部分を拾ってみますと、①会社でのトラブル（誘因）、②Cの悩みにたいする父の対応の冷たさ、③Cの攻撃にたいする父の叱責、④父やまわりに合わせすぎていたこと、⑤仮の自己だけが発達しすぎて、本音の自己の発達が抑えられていたこと、⑥父の自己愛的なところ（娘をはじめ絶えずまわりからの賞賛を求める）や支配的な養育態度、権威性などが浮かんできます。

またこうした背景に、父が継母との間で甘えを体験できず、妻との間でも満たされず、つい娘にたいして過剰な干渉をする養育態度になっていったという事情があったのでしょう。一方、娘のほうでは、表面上はそうした父に従いながら、休職・うつ状態をきっかけに、一挙に父への今までの怒りが爆発したのでしょう。

もちろん、以上は筆者の仮説です。真実かどうかは不明です。ただ、はっきりしていることは、話し合いによって、父親は父親なりに原因をある程度理解し、それに沿って行動したところ、Cは暴力を改善して、再びカウンセリングに通いだし、話し合いも深まってきたということです。これらの原因理解はとりあえず役に立ったのですから、真の原因と考えることもできます。ただ、また悪くなった場合、真の原因でもなんでもなかったということになるかもしれません。

次に、父の養育態度がすべての原因かというと、もちろんそうではありません。本人自身も人に合わせる傾向が強かったのかもしれないし、母が理知的すぎて甘えや反抗を真正面から受けとめなかったせいともいえます。また深まりのなかった交友関係と、無理をしていた対外的な活動も、「仮の合わせる自己」[15]ばかりを発達させてしまった要因と考えられるでしょう。なお、つけ加えれば、思春期に身体症状を出したり、精神科受診を勧められながら否認してしまった両親の態度も問題かもしれません。また、それ以外に生物学的な要因などもひそんでいるかもしれません。

そして、ここで重要な点をつけ加えておくと、支配的な親がすべて「仮の合わせる自己」を作るわけではないことです。そういう親に立派に反抗できている子どももいるのです。また〈支配的親―合わせる子ども〉という態勢がつづいたからといって、すべてのそういう子どもが不適応になるわけではありません。そうしながら、親のいいところを取り入れ、社会でちゃんとやっている青年も多いのです。さらに〈支配―合わせる〉パターンにより不適応をきたしても、すべての子どもが親に暴力をふるったり、自傷行為をするとはかぎりません。先に述べたように、境界例の原因として生物学的要因も考えられるので、個体差は大きいのです。実際、境界例的行動を起こしやすい患者の生物学的研究も進められています。それによるとホルモン、脳波、急速眼球運動時の生理現象において、一般人にくらべると異常がみられることがわかっています。しかし、これが境界例人格障害の原因なのか結果なのか、わかりません。

こういうことから考えると、Cの症状の原因を、ひとつの確定した要因に帰することなど、とうてい無理なことがわかるでしょう。せいぜいいえるのは、多くの原因がからみ合っている、ということぐらいです。

それから、Cの父親が発見したと思っている原因も、確かな事実かどうかわかりません。当時の完璧な再現が不可能な以上、当事者の記憶に頼るしかないからです。事実とはいったい何なのかと考えさせられるところですが、今はこの問題に深入りしません。

しかも、当事者の記憶は、かなり現在の気持ちに左右されるものです。ですから、前にも述べましたが、原因だと思っていたものが変わることもあるわけです。事実、Cは最近では「父親は支配的だというより私を可愛がりすぎただけ」というように、言い方が変わってきています。まさに原因は固定的・実体的ではなく、関係のなかでいくらでも変幻自在の様相を呈するものなのです。治療者は仮の幻の原因ぐらいに考えておくほうが無難です。

しかし、幻の原因であっても、父親はある種の感覚・物語を感じとり、それに沿って動き、娘もそれに応じたという事実は、はっきりしています。ただこれも、今はいい展開のように見えますが、今後どう評価されるかはわかりません。

したがって、臨床家にできることは、手探りのなかで原因らしきものを見つけ、それを実地に移し、その所見にもとづいてまた考え直すということ（試行錯誤のようなもの）ぐらいが精一杯なところでしょう。もっとも、それが大事なことなのですが。

ここで、この父親面接で筆者がとくに気をつけたことを記しておきます。ひとつは、原因を知るのは大事であると同時にひじょうに困難であることを思いやりながら、なるべく父親に考えさせようとしている点です。といっても、一人だけでは難しいので、適度に質問を重ねていって連想を広げようとしています。第二には、父親は、即断即決傾向が強く、それにより仕事上ではずいぶん業績を上げたにちがいありませんが、その早わかり傾向に歯止めをかけている点です。第三は、治療者もそれなりの意見を言っていることです。もちろん、父側の応答も求めながらです。言い放しではだめなのです。

第四に、父親が反省したときの手当てに注意しました。この自信満々の父親が、自分の娘にたいする養育の歴史を否定されることはあまりに辛いことです。そこで治療者はお世辞でなく、父親の愛情はそれはそれでよかったが、いささか過剰すぎて「その愛情が十分生かされなかった」という言い方をしています。いわば、全体的肯定を基本にしながら部分修正を試みていこうという態度です。このほうが信頼関係を大切にできるし、よけいな罪悪感をもたなくていいですから、親の治療力を発揮できると考えられます。治療的に役立つ「ほどほどの罪責感」は望ましいのですけれど。

さて、この事例Cの父親は理解がはやいほうでしたが、ほとんどの面接では、むしろ一回で理解が進むことはまれです。Cの父親はかなりのインテリで、事前に心理の本を読んで勉強していたこともあります。前に本を読むことの危険を説きましたが、全体としてみれば、読まない家族・患者にくらべ、読んでいるほうが治療の進展があるようです。それだけ熱心で、治療者との共同探求に入りやすいからでしょう。ただ、問題はどう読むかにかかっていることは、いうまでもありません。

第五章

治癒に関する質問

――治るんでしょうか？　いつごろ治りますか？　どうしたら治りますか？

「治りますか？」は患者や家族がいちばんしたがる質問です。患者・家族は結局これを聞きたいわけで、いろいろの質問も最終的にはここへつながっていきます。また、この「治りますか？」という質問は「いつごろ治りますか？」「どのくらいかかりますか？」「将来どうなりますか？」「治療法はどんなものがあるんですか？」「(治るためには)どうしたらいいんですか？」という質問へもつながっていきます。そうなると、先に患者・家族の基本的質問を五大質問としましたが、四番目の治療(対策)と五番目の予後(見通し)に関する質問は、同じ章で考えたほうがいいようなので、この章で一括して述べます。それから、この問いの切実さと答えの困難さは、前三問と同等か、それ以上だということをお断りしておきます。

◆1◆……「治る」とはどういうことか……◆

「治りますか？」の質問に答える難しさの第一は、なんといっても、治癒像が多様で不明確だからだといえます。これは病気と健康の区別が不鮮明であること、また、病状・病名・原因の多彩さ、複雑さと関連しています。

●治癒像の多様さと不明確さ

心の病の治癒像に関してはいろいろな説があり、日常臨床や事例検討会においても、ある治療者は「治った」とし、別の者は「治っていない」と言い、しばしば議論の分かれるところです。治療者同士だけでなく、治療者と患者・家族の三者の間でも「治っている」「治っていない」をめぐって意見がよく食いちがいます。そして、治癒像を深く追求しだすと、かえってはっきりしなくなってくることをしばしば経験します。『治る』とはどういうことなのか」ということからして、不明というのが筆者の印象です。

ただ、いくら不明確といっても、治癒状態にたいしてある程度の目安がないと治療そのものが進まないわけで、とりあえず筆者の念頭においている三つの治癒像をあげておきます。

①辻悟先生の説かれる治療精神医学の観点からみた治癒像です。[5][6]
Ⅰ「自分の体験に、自分が人間であること、あるいはありえることの証をみられる状態」
病者は、自分の体験を異常と考え、自分自身を異常な人間になったという異常意識・脱落意識をいだきやすいので、こうした意識からの脱却がひとつの治癒状態なのです。
Ⅱ「ふつうの人間でありえるための自己検討力を手にいれている状態」
病気の状態では、人間であるための最低必要条件である思考・検討能力が低下しています。
Ⅲ「必要な決心と実行を手にいれている状態」
病的に追い詰められている状態では、こうした決断や実行ができなくなっています。
②「病気とは、苦悩や不安や葛藤といった苦を受けとめかねている状態である」[4]と前に述べましたが、そうだとすれば、治癒とは「苦悩や不安や葛藤などの苦を受けとめられている状態」をさします。
③比較的一般的な治癒像だと思われるものをもう少し細かく具体的にあげてみます。
Ⅰ症状の軽減・消失
Ⅱ社会生活や日常生活（仕事、家事、学業など）が可能になる
Ⅲ対人関係が可能になる
Ⅳ自覚（自己や周囲などにたいする気づき）が十分である
Ⅴ心の安らぎが得られている。現状に満足しており、今の自分を肯定できている
これをみると、①②③はそれぞれに重なり合う部分があるし、また③のⅠが可能になれば、Ⅱ〜Ⅴ

も可能になるように相互に関連していると思われます。もちろん、逆も真ですが。

これらの治癒像をみていると、たとえば「ふつうとはどういうことか」とか「必要なとはどういうことか」とか「可能、十分、満足とはいったいどういうことで、どの程度をいうのか」という疑問がわいてきます。そして、それに答えようとすると、かぎりなく複雑なところにまで連れていかれ、結局よくわからないという結論しか出ないように思われます、少なくとも、筆者の今の能力では。

ですから、治癒像とは、それなりの基準があり、また必要ですが、実際のところはかなり多彩でかつ不明確なものと考えています。ただ、その多様さの底に、なんらかの共通したものが流れているようで、その感覚をつかんでおくことは大切だと思われます。

●完全な治癒は理想型(6)

もうひとつ大事なことは、これらの治癒像を常時、完全にかつ永続的に満たすのは不可能にちかいことです。神や仏なら可能かもしれませんが、ギリシア神話の神々をみていると、ずいぶん煩悩に左右されており、神ですら健康といいがたいところもあるように思われます。

治療精神医学の第一の治癒状態（前ページ①のⅠ）についてですが、たとえば、人間は嫌な体験や苦痛なことに出会うと、これを常と異なるもの、すなわち異常なものとみなす傾向があります。そして、異常な体験をしている自分は、異常な人間になったという異常意識にとらわれるようになります。人間として生まれた以上、この嫌な体験は避けられないわけですから、いつも異常意識をもたされる可能性はあるわけです。また、いつも正しい自己検討や決断ができるとはかぎらないし、苦悩を受けとめかねることもありえます。

さらに症状を考えるとき、症状の多くは人間の弱点の積み重なりの結果です。たとえば、強迫症状などは、その背景をなす心配や気がかりを受けとめられない人間の弱点が強くなったものです。弱点がなくならない以上、症状をもつ可能性はつねにあるわけです。もっと身近な例に、不眠があります。その原因のひとつとして、不安や悩みを受けとめきれず、夜中にまでそれをもち越し、脳を興奮させてしまうことが考えられます。健常者かどうかは別にして、治療者自身が不眠に悩まされ、安定剤や睡眠導入剤のお世話になっていることが多いのは、よく知られた事実です。治療者がいかに激しいストレスにさらされているか理解していただけるのなら、この事実はすっと受け入れられるでしょう。

社会生活や対人関係や自覚ややすらぎも、いつもいつも十分に維持されるとはかぎりません。ときには不十分になることを、ほとんどの人が体験されるのではないでしょうか。したがって、「完治」とは理想型で、仮に「俺は大丈夫、どこも悪くないよ」と言っている人でも、病の種をもっていることはまちがいありません。ときに、患者さんの勤める企業の上司から「完全に治ってから出勤させてください」と言われることがあります。上司の方の気持ちはわかりますが、そうすると、誰も出勤できないことになってしまいます。これは原理的には不可能なことだからです。こういう場合は、上司の方と「治る」ことをめぐって話し合いがもたれ、やがて「出勤に差しつかえない程度に治っていればいい」という結論を共有していただくことになります。

さて、健常人といえども、弱点や病気の部分をもっていると述べましたが、逆に、かなり病的な状態を抱えている人でも、それなりに自己検討したり、生活できたりしている場合もあります。完全に病的な状態というものもなく、どこか健全な部分ももっているのがふつうです。

そうなると、人間の心身の状態とは、健康な部分と病的な部分からなり、病的な部分がはっきりしたものではないが、ある線を越えると病気とみなされる、と考えたらいいのではないでしょうか。

●終結はなく、よき別れしかない

〝完治〟ということが、病者でも健常者でもありえないとすると、治療の終結はいったいどういうことになるのでしょうか。「患者・治療者双方とも納得したかたちで、ある程度の治療目標が達成されて、患者がもう治療者を必要としなくなったとき」といえるでしょうか。しかし、こういうかたちで終わっても、将来いつまた病的状態になるかもしれないし、いつ治療者が必要になるかもしれないので、やはり完全な終結はありえないわけで、治療には、出会いと別れしかないように思われます[16]。

そして、当初の治療目標がおおむね満たされ、信頼関係が確立し、困ったとき、手にあまったときは、いつでも相談に来られるといった、よりよい別れができるよう、治療者は働きかけを組んでおくことが大切になってくるのではないかと思われます。

●治癒段階の例――〝完治〟は理想でも、治癒段階の上昇はありえる

ただ完治がありえなくても、実際には、病的部分に圧倒されている状態から、完治にちかい健康状態にまでもっていきたいのが、患者・家族をはじめ人間の常です。わかりやすくいえば、治癒段階、健康回復段階を上昇させたいし、現在の健康段階を維持したいと人は考えるものです。

では、治癒段階とはどんなものがあるかというと、残念ながら一定のものはありません。それこそ千差万別なのですが、ある程度の目安となる例をあげておきます。

①親だけでも治療者のところへ通える段階
②親が本人のことを少し理解でき、交流が少し開始され、家庭内暴力などの行動化が減る段階
③少し外出したり遊んだりできる段階
④本人が治療者のところへ通える段階
⑤治療者と話し合いが進み、将来のことを考えられる段階
⑥人のなかに入っていける段階
⑦実際に、学校に行ったり、働きだす段階
⑧そこで、困難にあっても受けとめられる段階
⑨自立ができる段階
⑩治療者と別れてもいい段階

これも多種多様であって一律には進みませんが、「治る」というひと言に多くの治療目標が含まれているのがわかるでしょう。そこで治るとは「治癒段階の上昇」であると同時に、個々の治療目標の達成の積み重ねといえるでしょう。

◆2◆ 治るかどうかを左右するもの

前節で、完治は、健常者でも病者でもありえないと述べました。しかしそうであっても、治癒段階を少しでも上げ、個々の治療目標を達成し、せめて不完全でも、「健常者並みの治癒」——ある程度症状が軽減し、苦悩や不安が受けとめられ、ほどほどに社会生活ができ、まあまあ自分が肯定できるといった状態にちかづきたいのが、患者・家族の切実な願いなのです。

●自覚と治療意欲と持続性がポイント

治った、または治癒段階が上昇した例を考えると、自分の問題点を自覚し、それを改善しようとする治療意欲をもち、治療中に起こる多くの困難にも負けずに、治療をつづけた患者さんは、治りがはやいといえます。

また治療者のほうも、的確に患者の問題を見ぬき、適切な助言を与え、患者がもうだめだと絶望しかかってもそれを支え、治療中の困難（患者が自覚や治療意欲をもてなくなったり、治療に反するような言動をしたり）にたいしても適切に対応し、最後までできるだけの責任をもちつづけるならば、やはり治癒への道は開かれていると思われます。

家族のほうも、患者を理解し、治療という困難な作業に向かう患者を支え、評価すべきところは評価し、叱るべきところは叱るといった適切な対応をし、あたたかい雰囲気でもって、しかも本人の自立を促し、さらに治療者とも協力し合うとなれば、治療はいっそう進むでしょう。

さらには、患者をとりまく社会環境も、治療を左右する要因になります。たとえば、患者に合った職場が見つかるとか、職場の上司がよく理解してくれる人であるとか、あるいはよき友達や恋人に出会えるとか、要するに患者本人に自信と生きる勇気を与えてくれるような出会いや出来事があれば、こうした治療を促進します。

逆に、患者が自覚や治療意欲をもてず、治療にも活動にも熱心になれず、治療者のほうも患者の問題が把握できずに治療中の困難に負けて投げだしてしまい、家族も本人を理解せずに絶えず患者を否定的に考えたり、患者に無関心になりすぎてしまったり、さらに社会的に恵まれずに不幸な出来事や出会いが多かったりすると、なかなか治療は進まないし、治らないまま治療から脱落するといった不幸な事態となります。

このように、治るかどうかは基本的には患者さんしだいですが、それ以外に、治療者や家族や社会の要因も大きいといえます。治療の行方はこの四者の要因によって左右されます。もちろん、これだけではなく、身体的要因や年齢的要因もあれば、それらを超えた何か運や縁といったものも左右しているかもしれません。神仏に祈って、良運や良縁を引き出そうとされる患者・家族の方もいます。それはそれで、けっして悪いことではありませんが、大事なことは神仏に祈りながらも自分自身の努力を怠ってはならないことです。

●患者の治癒力（仏性《ぶっしょう》や霊性《れいせい》）を引き出すもの

治るかどうかは基本的に患者しだいとして、患者自身が治療意欲をもて、良好な治療関係を形成・維持し、自分を変えるための活動や他者との協力を営むといった、要するに治るのにプラスになるような力（自己治癒力といえるもの）が引き出されるかどうかは何にかかっているのでしょうか。

もともと、患者は病状が悪いときには、自覚も治療意欲ももてず、良好な人間関係や社会活動ができなくなっているものです。だから「自覚や治療意欲があれば治る」と言われても、肝心のそれらをどうすれば引き出すことができるかが問題です。

このことに関して筆者は「自覚や治療意欲といった自己治癒力は、基本的にはすべての人びと（健常者でも病者でも）に備わっているが、病的状態にある場合には、それらが隠れてしまっているか、未開発の状態にある」と考えています。自己治癒力は、健全さを求め維持する力、困難や弱さに負けない力、成長しようとする力、安らぎや悟りを求める力ともいいかえられますし、宗教的にいえば、誰にでも備わっている仏性や霊性といえます。そして、治療とは、自己治癒力や仏性の開発だといってもいいと思われます。仏陀は、仏性を、泥のなかの宝物や植物の種子・芽・花に喩《たと》えていますが[17]、まさに、患者も治療者も共同して泥をとりのぞき、蓮《はす》の花が開花していくのが、治癒への道であると感じます。

ですから、治癒力を引き出す治療者の責任は重大です。具体的な引き出し方としては、相手の治癒性に刺激を与える良質の質問をする、本人を支える、共同探求をする、とかになりますが、詳しくは事例をみていただくことにします。治療者が相手の治癒力を引き出しているかどうかは読者の判断にゆだねます。

●治癒力の促進と妨害

それでは、自己治癒力の開発を促進、あるいは妨害するものは何か。これも無数の要因があって、厳密にいえば前述したように運と縁によるとしかいいようがありません。この場合、患者本人が、自己治癒力やそれを開発する良運や良縁を引き出していけばいいのですが、患者さんは悪化しているときほど、すぐあきらめてしまったり、やけになったりして、自己治癒力の開発を放棄してしまいやすいものです。また患者さんのそばにいる家族も疲れ果てたりして、あきらめてしまいやすい状態にあります。

また治療がかなり困難になってくると、治療者のほうもあきらめムードになりやすいものですが、いちばんあきらめてはいけないのが治療者です。治療者が最後まであきらめなかった結果、治療が前進している例は多くみられます。だから、治療の四者要因の一者として、治療者が重大な役割をはたすのです。

現実には自己治癒力の開発の状況はさまざまで筆者の経験や精神医療の現状でいうと、かなり自己治癒力が開発された例から、まあまあの程度に開発された例、少し開発された例、開発が停滞している例までいろんな治癒段階があります。先の治癒段階を参照してください。

結局「治る者も、治らない者も、その中間あたりの者もいる、など種々の場合がある」ことに落ち着きそうです。しかし、治癒力が未開発な例をたんねんにふりかえってみると、いろんな面で工夫の余地があったと今ではわかります。治療者のみならず、患者・家族も互いに試行錯誤をくり返すなかで、昔にくらべれば、徐々に自己治癒力の開発が進歩してきているといえます。

結論としては「原理的には、自己治癒力が開発される、または治癒段階が上昇する可能性があるので、それをめざして患者・家族・治療者は努力する」となりますが、ただ「この自己治癒力の開発がどこまでいくか、あるいはどれくらいかかるかは、無数の要因が作用するので、厳密なことはわからない」となるのが実情です。また、なかなか「治療が進まずに停滞したときは、自己治癒力の開発を妨げている要因を探る」となります。

●治癒力開発の主役は本人

気をつけなければならないのは、患者自身が別に努力しなくても「必ず自己治癒力が引き出されて、治っていくのだ」と考えてしまうことです。苦を相手に移しかえる投影同一視[18]の傾向や、相手を理想化する傾向をもった境界例的特徴をもつ患者・家族では、とくに気をつけなければいけない点です。もちろん、患者が何もしなくて治るわけはないのであって、治るためには、それぞれの責任をはたさなければなりません。治療は、まさに共同作業なのです。治療者と患者は、いってみればコーチと選手の関係です。そして、治療者はそれぞれのはたすべき責任をわかっておく必要があります。

さて、くり返し述べてきたことの結論は「患者は治る可能性をもってはいるが、それが開発されるのにはかなり苦労が多いこと、しかしその苦労を引き受けながら治療活動をつづけていくと前進していく例がけっこうみられること、治癒力開発の基本的責任は本人にあるが、治療者はそれを引き出す責任をもち、家族・関係者などの動きも、治癒力開発・治癒段階上昇に大きくかかわること」といえます。

◆3◆……「治りますか？」という質問にたいする応答の実際……◆

これまでの解説をふまえて、ここでは、実際にどう応答するのかを述べてみます。

●「治りますか？」という質問にたいする定型的な答えはない

先述のように「治りますか？」と患者・家族はもっとも聞きたいわけですが、これにたいして一定の答え方はありません。患者の状態・重症度・そのときの治療関係・患者の特性などによってちがってきます。しかし、そうはいっても、ある程度の指針や例をあげないとわけがわからないので、筆者が一般的に対応しているやり方を示してみます。

●答え方の注意点

a. 相手の質問を尊重する

まず「治りますか？」という質問には「治るかどうか気にされているんですね。それは当然ですよね」とか「それはとても大事な質問だから慎重に答えたい」と言って、その質問を尊重する態度をとりますが、これは今までのやり方と同じです。

b. 相手の考えている「治癒イメージ」を聞く

そのうえで「できれば、あなたの治るイメージ、治ったときの状態を想像でいいから言ってもらうとありがたいんだけど」と、相手の求めている治癒像を明らかにしていきます。

この質問にたいして、相手（患者・家族どちらでも）が答えることができ、かつ答えた内容が現実的で合理的な治癒像であれば問題ないのですが、なかなか答えられなかったり、話がそれたり、また答えられても現実的には実現可能かなと疑問を感じさせるものであれば、次のような介入が必要になります。

c. 相手が答えやすいように二択、三択の質問を工夫する

相手が答えられない場合には、「どうなりたいんでしょうか？」とか「苦しさから解放されたいんでしょうか？」「仕事や日常生活ができるようになりたいんでしょうか？」というようにもう少し質問をやさしくして、相手が望んでいてもなかなか言葉にできないことを推測して質問することになります。また「どうなりたいですか？」と、答えがいくつもあるような広い質問が手にあまっているようでしたら「不安がまったくゼロになることを望んでいますか？　それとも不安が人並みに減るぐらいでいいと思っていますか？」といった質問内容に変更してみるのも有効です。

d. 相手の望んでいる治癒イメージや治療目標を明確化する作業

いずれにしても、相手の望んでいる治癒像を明確にする作業が必要です。ときに「とにかく、話を聞いてほしいんです」と訴えることがあります。このときも治療目標は明らかになっているとは

いいがたいわけですから「話を聞きつづけたあと、どうなることを望んでますか？」とか「話を聞いているだけでいいんですか？」とか「話を聞いている間に自分が何を望んでいるかわかるといいですね」などと言って、治療目標を明らかにする必要があります。

e．相手が治療目標を明確にできない場合の対応

患者によっては、とくに境界例や精神病水準では、どう工夫しても、自分が何を望んでいるのか言えないことが多いものです。映画「good will hunting（邦題も「グッド・ウィル・ハンティング」）」ではないですが、人生にとって最高の難問は「自分がほんとうに望んでいるものは何か」ということです。明確にできないときには「自分が何を望んでいるのか明らかにするのはものすごく難しいし、時間がかかる場合がありますよね。だから、今後はそれを明らかにすることを目標に、面接をつづけましょうか？」と言っておきます。

f．現実的治療目標の共有——入口が出口を決定する

望みを言えても、相手の治療願望が現実とずれている場合には、また話し合いが必要です。たとえば、相手が「不安が全部なくなってほしいんです」とか「苦しさが全部とれてほしいんです」とか言う場合です。苦しさや不安は軽減することはあっても、人間であるかぎり消滅することはありません。ですから、そのことを説明したうえで、治療者と患者の間で「苦しさや不安が軽減していくと同時に、どうしても残る不安や苦しさは引き受けていけるようにする」と、治療目標を一致させておくことが必要です。

また、単に「楽になりたい」とか「前のようになりたい」と言ったら「あなたの言う楽とはどう

いうことでしょうか？」とか「前はどうだったわけですか？　今とどうちがいますか？」と言って、さらなる明確化を求めます。

こうして、患者との間で目標とすべき治癒像を明確化し、治療者の考える現実的治療目標と一致しておくことが肝要です。どの場合にもいえますが、とくに治療作業では、入口が出口を決定します。最初のボタンの掛けちがいが後々までひびくといわれるように、最初のこうした話し合いが重要なのです。

9. 治るかどうかが気になる理由を聞く——相手の誤解・偏見の修正

目標とすべき治癒像が明らかになってくると、次に「治るかどうか気になるのはどういう点ですか？」と聞くことがあります。こういう質問をするのは、患者・家族が「治らなかったら、仕事も結婚もできないから」と、とんでもない誤解をしている場合があるからです。こういう場合は、治癒にはいろいろ段階があることを伝えます。話を聞いてもらったり服薬したりして少し楽になる段階、病状やその背景の理解が深まり安心感が増す段階、その理解にもとづいて行動変容が起き、生活や対人関係が改善する段階、症状が軽減する段階、通院や服薬を除けば健常者と変わらない段階、通院だけで服薬は不要の段階、通院も必要がなくなる段階などです。完治は神様でもないかぎり、ありえないことを話して理解を求めます。そのうえで、完全に治らなくても、仕事や結婚ができる程度に治っていけばいいのではと説明するのです。本章の１「『治る』とはどういうことか」（七七ページ）を思い出してください。

h. 自覚・治療意欲のなかった患者から「治りますか？」と問われたとき

あまり自覚や治療意欲のないままに家族に連れてこられ、ほとんど重要な対話もできていなかった患者から「先生、僕、治るんでしょうか？」と問われたら、筆者はまず感激して「えらい。君、よくそのことを考えるようになった」と喜びをあらわし、本人のペースに合わせながら、さっそく治療目標や治療手段の相互検討に入ります。もっとも本人にとっては、そう聞くだけで、それ以上は難しいことが多く、日常の具体的なところから入らざるをえないときもあります。

i. 何度も「治りますか？」と聞いてくる場合

何度も話し合っていながら「治りますか？」と聞いてくる患者には「なぜ、何度も同じことを聞くのですか？」とか「私が『治ります』と言ったとして、あなた安心できるの？」とか「絶対の安心感や保証がほしいんですね。そんなこと可能なのかな？」と返したりします。同じ系統の返し方としては「治るかどうかはっきりしないと安心できないんですね」とか「もし、私が『治らない』と言ったら、あなたはどうするの？」とか「相手（治療者）に聞くことばかりせずに、少しは自分でも考えてみたら？」と応答するかもしれません。また、それ以上に聞いてくる患者には答えないこともあります。患者が「なぜ、答えてくれないんですか？」と言ったら「私が黙っている理由を考えてみたら？」と返し、その執拗さ、強迫性について考えてもらいます。いずれにせよ、絶対の保証がないなかで治癒をめざすことの大事さをわかってもらうようにします。

j. 相手に聞き返し、考えさせる場合

この患者は力があるなと思った場合、治癒質問にたいして「あなたは、どう思いますか？」とか

「治る可能性と治らない可能性とどれくらいだと思いますか？」とか聞いていくと、ほとんど、こちらが何も言わないでも、重大なことに気づいてもらえる場合があります。

k．治療者のほうが説明する場合

時間のないときや、自分で考えるより指導されたがっている患者には、治癒は「患者・家族・治療者それぞれの自覚と治療意欲にかかっていること」「運と縁が作用すること」などを説明し、枠組を作る場合があります。

l．治療者が「治りますよ」と保証を与える場合

先に少しふれましたが、重症うつ病などのまったく絶望しきっている患者にたいしては「大丈夫ですよ。通院しつづけて、自殺という事故さえなければきっと治りますから」とすごい保証を与えることも、まれにあります。こうして通院が続行できれば、たいていは治りますが、もし本人が一年後に「一年間、通ったけれど、十分よくなっていない」と言うようなら、素直に謝り、治りにくい原因を検討していけばいいのです。口もきけないほど打ちひしがれていた人が、そこまで言えるようになったのだから、よしとすべきなのではないでしょうか。

m．「どうしたら治りますか？」への答え方――治癒段階上昇の可能性についての説明

「どうしたら治りますか？」という問いにたいしては「未来のことだから、絶対とは言えないけれど」と前置きしながら「どの段階にまでいけるかについては、はっきり言えないけれど、適切な治療をつづけていると、前進していくことがしばしばみられます」と告げ「少しでも治癒段階が上がるように、お互いに努力していけばいいと思いますが、いかですか？」と伝えます。この点は境

界例や分裂病などの重症疾患ではとくに問題となります。実際の臨床では、なんとか治癒段階が上昇していく人と、停滞する人、後退してしまう人に分かれます。こうした場合「ほんとうに治るのか、治らないのか」という問いが、また出てくるわけですが、実感でいえば、①筆者が治療をはじめた二〇数年前にくらべ、病者理解や治療方法が進歩しており、それにともない治る人も増え、②優れた治療者にかかっている人ほど治る率が高くなっています。このことから、まだ結論としては早いですが、「境界例とは、原理的には治る病気であって、治らないのは治療者が未熟で不適切な治療をしているからで、治療を妨害する要因を発見したり除いたりできていないからだ」とする楽観的な仮説も考えられます。

こうして、うまくいけば患者が治療意欲と希望をもち、それによって行動することで、治療が進展する場合があるのです。とくに分裂病の重い患者で、治るかどうかはっきり言ってもらえなくて不安のなかで怯えている場合とか、あるいは治りませんと言われて絶望している場合には効果的です。

n. 治癒段階上昇の説明に関する注意——安易な治癒幻想を与えることへの注意

しかし「原理的には治る」とか「前進することがしばしばみられる」と治癒の方向をさし示したときに、注意すべきことがいくつかあります。

ひとつは、先にもふれましたが、自分が別に努力しなくても治っていく、あるいは治療者が治してくれるという期待が強い場合です。「治るか治らないかは、あなたにかかっていますよ」と言って、どうしたら治る方向に向いて、どうなったら治らない方向になってしまうかを説明しなければなりません。

二つ目は、治療はほんとうは山あり谷ありで困難の連続なのですが、簡単に治ってしまうものだと患者・家族が考えてしまう場合です。まるでアラジンの魔法のランプにたいするような願望が、患者だけでなく、家族にも最近は強くなってきています。「治療にはときとして、停滞や逆戻りがあります。そんなときは、なぜそんなに停滞するのか、なぜ悪化するのかをいっしょに考えてみることが大事だと思います」と念を押す必要があります。

三つ目は、患者が自分の具合いの悪い点がすぐにでも治るとか、すべて治るとか期待をいだく場合です。これはたいへん難しく、未来のことですからはっきりとは言えなくて「ともかく前進していきましょう」と言うだけでは、過剰で幻想的な期待をいだかせるだけに終わる危険性があります。したがって、本人の歴史に深く染みこんでいるような傾向について安易に「治ります」と言うのはあまり感心できません。

たとえば、すごく敏感で神経質で気にしやすいところなどは、治していくのにかなりの時間が必要です。「治す」ということを考えずに、その傾向を生かしていくほうがいいかもしれません。また、ちょっとした刺激でパニック状態になってしまう心理的なもろさや、ものごとを一面的にしかみられず複合的に考えられない点なども、治すのには時間がかかるかもしれません。そういった場合「治していくのは無理ではありませんが、とても時間がかかるので、すぐに改善するとは考えずに、このもろさや弱さをもちながらどう生きていくかを探っていきましょう」と言うほうが、妙な幻想を与えるよりはよいといえます。あるいは、もっと積極的に、神経質な点はプラス面でもあるわけですから、むしろそれを生かすことを考えるように提示するほうがよい場合もあります。いわば『症状を生かす』発想です。

四つ目は、患者によっては、ほとんど治療努力をしなかったり、見当ちがいのことをしていたりして「治らない。原理的には治ると言ったのに、治療者は嘘をついた」と言う人がいます。これは、患者が自分の果たすべき責任を果たしていないわけですから、こんなときには治らない原因を話し合って、患者の責任と治療者の責任を明確にする必要があります。

そして、もう治らないと打ちひしがれていたら、まずは治癒可能性の側面を強調し、元気や希望が出てくるにしたがって、治癒を実現させるために必要な営みや、治療には時間と忍耐が必要であることを徐々に伝えていけばよいと思われます。長い病歴の患者にたいしては、「治療は家を建て直すようなものです」と、またもっと重い人にたいしては、「愚公山《ぐこう》を移す（怠らず努力すれば、大事をなし遂げることができる）」の故事にならって、「山を移しかえるようなものです」と、筆者は説いています。

いずれにせよ最終的には、前に述べましたが、「『確実に絶対に治る』といった保証は無理としても、治療的営みをつづければ前進していくことが多いですから、その方向でお互い努力していきましょう」ということを患者・家族と自然に共有できるのが理想です。

「治りますか？」という質問にたいする数々の応答例を述べてきましたが、それらは参考程度にして、現実の臨床場面ではむしろ忘れて、土居健郎のいうように「出たとこ勝負」で自由自在に対応するのが最善だと思われます。このことは、どんな質問にたいしても通じることだと思います。

●「いつ、治りますか？　どのくらいかかりますか？」の質問にどう答えるか

a. 相手の願望の切実さをくみとる

切実な問いですが、やはり未来のことですから、はっきりしたことは言えません。治療者は、患者・家族の切実さをくみとったうえで「すっきり、何年何月と言えるといいんですけどね」とまず、言っておきます。

b. 治る時期を知りたい理由を聞く

そのうえで、治る時期が確定していないとどういう点で心配なのかを聞きます。すると、患者・家族の心配が出てきます。たとえば「Ⅰ　いつ治るかわからなかったら、いつ会社（学校）に行けるかわからない」「Ⅱ　いつ結婚できるかわからない。薬をのんでいたら、子どもは産めないのではないか」「Ⅲ　治療費がどれだけかかるかわからない」「Ⅳ　いつまでこんな苦しい状態がつづくのか、もう耐えられない」「Ⅴ　いったい、いつまで治療に通わなければならないのか」といったことです。

◉Ⅰ・Ⅱ――治らないと何もできないと心配する場合

先にも述べたように、治療の段階にはいくつものステップがあり、出勤・登校・結婚・出産などができる段階にまで治ればいいこと、そして、そのためにはどこまでよくなればいいのか、どれくらい時間がかかるのかを話し合っていけばいいのです。たとえば、症状が少し残って薬も通院も必要だけれども、全体としては気持ちが楽になり意欲も少し出てきて、日常生活に差しつかえないところまでよくなった段階、などについてです。出勤・登校・結婚などは、本人の意志が比較的重要な要因になるので、本人がなんとしてでもそうしたい気持ちになれば、少々症状があっても可能に

なることが多いものです。本人の意志がはっきりしない場合には「治ってから」というふうに、不決断が病気のせいにされるわけです。

I・IIは、「治らないと出勤、登校、結婚できない」という思いこみを是正していくチャンスだと思われます。

◉III――治療費を心配する場合

治療費もけっこう、患者・家族にとっては深刻な場合がありますから、精神保健法による通院治療公費負担制度のことを知らせるなど、なるべく経済的に負担のかからない治療関係を構築できるようにするのがいいでしょう。また、保険のきかないカウンセリングや心理療法では、とくにいえることですが、あらかじめ料金について話し合っておくことが肝心です。患者・家族はつい無理をして規定料金を払おうとされますが、そんなとき、治療者は患者・家族が経済面で無理をしていないかどうか配慮し、妥当な線を決めておくことが望ましいです。

◉IV――苦しさがいつまでつづくか気にする場合

「治らないと苦しさがとれない」と思いこんでいることもあるので、「完全に治るまで苦しさがつづくと考えなくていい」「苦しさは、すごく強い段階から弱い段階まであって、いつまでも今のような苦しい状態がつづくわけではありません」と言ってあげます。そうして、苦しさの内容・原因をいっしょに考え対策を立てていくと、苦しさは少しずつ和らいでいくことが多いようです。話を聞いてもらったり、原因や対策を考えて実行に移したりするだけで、たいていの患者は、治療者にわかってもらえ、ともに歩んでもらっていると感じて楽になります。また薬も患者を楽にする可能性があります。もちろん、苦しさがつづく患者もいます。そのときは、なぜ苦しさがつづくのか、患者とともに考えていけばいいのです。

◉V──治療に通いつづける辛さを訴える場合

精神科やカウンセリングに通うことに辛さや抵抗を感じている場合は多く、ふつうの人間とみなされないのではないか、また実際に、ふつうの人間でなくなったのではないかという恐怖が大きいようです。こんなときには「今、陥っているのは、人間に共通する弱点が積み重なった結果なのだから、むしろこのような状態に陥っているのは、あなたが人間であることの証なんですよ」と強調してあげます。

それ以外にも「自分の嫌な点や弱い点をみるのが辛い」「考えるのがしんどい」「自分の秘密が漏れるのがこわい」「自分は弱い人間である」「自分は劣等な人間である」などの訴えがみられますが、やはりそのことを話し合い、背景にあるものを探り深めていく必要があります。

c. 相手に、治療期間のイメージを聞く

このようなやりとりをしておくと、もう治療期間のことには、あまりこだわらなくなってくるものですが、それでもなおこだわる人には「あなた自身はどのくらいかかると感じていますか？」と聞きます、相手が数カ月間という短い期間を答えてきたら、その根拠をたずねていきます。短く言う人は問題を簡単に考えすぎている傾向があるので、その点を話し合うわけです。逆に一〇年とかそれ以上の長期間を答える人は深刻に考えすぎている場合が多いので、その点を問題にしていきます。

ただ「どのくらいかかると思うか?」と問われても、多くの患者・家族は「見当がつきません」としか答えられないでしょう。それでも、治療期間について考えさせることは、自分の問題がどれほどの深さをもっているかを考えるいいチャンスになります。

d. 治療の見通しを告げるほうがいい場合――うつ状態、境界例などの場合

ただ、いくら期間がはっきりしないとしても、時と場合によっては、治療者のほうから期間を言うほうがいい場合もあります。

たとえば、ひどい「うつ状態」で苦しんでいる患者が「いったい、いつまでこの苦しさがつづくのか?」と聞いてきた場合などは「必ずとはいえないけれど、あと三カ月ほどしたら楽になりますよ。その時点で楽になっていなければまた考え直しますが、とりあえず三カ月はなんとか通院してください」と言ってあげます。人間は苦しい状態にあっても、期限を切って、あと何カ月待てばいいとなるとがんばれるものだからです。期限がはっきりしなければ「無限にこの苦しみがつづく」と思い、それが治療意欲をそいで、状態を悪化させる結果になります。

それから、とくに境界例の場合に多いのですが、治療期間がきっちりわからないと不安でしかたのない患者がいます。このとき、一応の枠づけをしておいたほうがよいと筆者は思い、「あなたのような問題を抱えた人の場合は、平均で三年から六年ぐらいかかります。しかし、これはあくまでも目安で、あなたや私のやり方によって、早くなったり遅くなったりするかもしれません」と話しておきます。患者はこれを聞いて、少し安心するようです。はっきり言ってもらわないと、一生かかると思ってしまうことが多いのです。また、もしその年月で治らなくても、「一応の目安」と強

調しておけば、そんなにがっくり来たり怒ったりはしないものです。

期間を告げたら「順調に治療が進んでいるかどうか、半年ごとに点検してみましょう。そして、そのとき、最初の目安がどうなるのかを考えていきましょう」と導入すると、本人は自分のそのときの状態を最初の状態と比較することによって、自分への気づきが深まりますし、また治療目標や治療手段、治療期間などをもっと精緻に考えられるようになります。

ただ、期間を言って枠づけや安心感を与えることは大事ですが、それにこだわらないようにすることも大切です。

●治癒質問に関する応答事例

治癒をめぐる質問への応答例は、ちょっと思いついただけでもこんなにあります。それではここで、実際の事例をあげてみましょう。

事例Dは、境界例的傾向をもつ重症神経症の患者の例です。

［事例D］「二年もたったのに治っていない。どう責任をとってくれるのか」と詰め寄ってきた二八歳男性

Dは、一八歳のころから、不安、動悸、呼吸困難などのパニック障害、めまい、疲労感などの身体症状、現実感がないといった離人感、対人恐怖と多彩な症状で悩み、治療者を転々と変えていました。仕事は変わるものの、ある程度は働くことができ、現実検討の力もありました。

二六歳になったDの治療を引き継いだころは、症状はひどく仕事もできない状態でした。そこで最初、精神療法や薬物療法を試みたところ、状態はある程度落ち着き、仕事につけるようになりました。「ちょっとよくなってもつづけて治療に通うほうが、自分の問題を見つめられ、治癒段階が上昇しやすいですよ」と言いましたが、本人は、よくなると中断し、悪くなるとまた来てのくり返しでした。

そして、三カ月ぶりにやってきて、前のように症状がひどいと訴えたあと、やや攻撃的な調子で次のように詰め寄ってきました。

D　通いだしてから、二年もたつのに、ちっともよくなっていない。いったい、どう責任をとるつもりなのか。

――たしかに、よくなっていませんね。それは認めます。

D　認めるだけでは困る。いったい、どうしてくれるのか。

――そうですね。いい機会ですから、あなたの今の訴えを出発点にして、もう一度、症状や病気を見直してみませんか?

D　いいですよ。

そこで、二人で二年間の症状の変遷をたどったところ、悪いときだけでなく、よいときもあったことが相互確認できました。そこで、治療者は、

――前のよかった状態が、ずっとつづくことを望んでいるんですね？

D　あたりまえです。わかりきったことを聞かないでください。

――失礼しました。私は、患者さんと共同歩調で進みたいので、ついあたりまえと思える質問をしてしまうようです。それで、このよい状態をつづけるのにはどうしたらいいか、悪い状態に入ってしまう原因は何か、どうしたら悪い状態に入らないですむかについて、何か連想がわきますか？

D　そんなの、わかりません。

今の症状の把握をすると、表面的には身体症状にたいする不安や抑うつ感が強いようですが、根本には対人恐怖と、その背後にある自己の誇大感と劣等感が大きな問題であることがわかってきました。本人は、それをある程度は感じているようですが、その問題に入ることにひじょうな警戒感を示していました。それ以上突っこんで、彼の攻撃性がコントロールを越えるところまで強まってはいけないと思い、かわりに次のように言いました。

――どうやら、悪い状態になってしまうには、いろんな問題があるようですね。

D　それは、そうですけど……。

――最初の責任をとるという話ですが、悪い状態に陥る背景と、その防止策をあなたとともに探っていくのが、この場合の責任のとり方だと思いましたが。もちろん、共同探求はあなたがしんどくなりすぎないようにやるつもりですが、いかがですか？
D　そうですね。それしかないですね。
——それでは、よくなったらやめるとかせずに、一度、きちっと一〇回ほど面接の予約をしてみませんか？
D　いや、それもいいんですが。ちょっと考えさせてください。

このときは定期的面接の予約にはいたりませんでしたが、いかに自分の弱点にふれられるのがこわいかを言語化しはじめました。治療者はもちろん、そうした彼の姿勢を尊重しました。そのあと、十分な改善はまだまだにしても、前のような悪化はなく、仕事にも行きつづけており、それに、治療者に攻撃的になることはなくなっています。

［**事例D解説**］

Dが悪化したのは、もちろん本人の怠慢が大きな要素を占めると思います。治療者は「責任をとれ」と言われたとき、いささかむっとして「よくならないのはそちらのほうが悪いからじゃないか」と言いたくなりましたが、喧嘩になっては治療になりませんから、穏やかな話し合い路線をとりました。作業としては、①まずよくなっていない事実を認める、②よかったときもあったことに気づかせる、③よい状態の持続願望を確認したうえで、④悪い状態の原因を探ることにしたのです。そして「責任をとるとは、今の悪い状態の原因とその対策を共同探求することだ」といういちばん言いたかったことを伝えたのです。これによってDは、治癒を左右する要因が、少しは自分自身にもあることを、実感をもって再認識しました。

治療初期にもこういう話し合いをしていたのですが、彼には、十分に伝わっていなかったようです。このような他責的な境界例傾向の神経症患者が増えてきているので、いつも、患者自身の責任の重大性にも注意を向けてもらうようにしなければならないと痛感しています。

今まで述べてきた基本的五大質問は、治療の基礎をなすともいえるものですから、十分に押さえておいてください。また、境界例患者は筆者が述べたような質問をとくにしたがる人が多いので、ここで述べたことをよく理解しておいていただきたいと思います。

第二部

境界例の治療ポイント

第六章　境界例とは

この第二部では、本書の主テーマである境界例の治療ポイントと、治療の実際について述べていきます。ただ、ここでは教科書的な解説ではなく、読者の方が理解しやすいように筆者の経験を対話形で表現していきたいと思います。

◆1◆境界例の特徴と診断基準

●境界状態と境界例人格障害

▼近ごろ、境界例（ボーダーライン）の患者さんのことで困っている家族の方や治療者の話をよく聞きます。また、新聞や雑誌にもよく取り上げられているようですが、今ひとつピンときません。それ

で、境界例というのはそもそもどういうものなのか、説明していただけますか。

——それは、一口ではとても説明できないほど複雑で困難なものです。どのように複雑かは、少しずついろんなことを説明していく間にわかっていただけるでしょう。

その前に、境界例の深刻さ、たいへんさを少しお伝えします。それは、たとえば、最近よく耳にされる不登校、引きこもり、不就労、家庭内暴力、校内暴力、非行、いじめ、虐待、摂食障害、自傷行為、アルコール依存症、薬物依存症、みさかいなしのセックス、多重人格といった困難なケースの多くに、境界例が関与していることです。

▼何かいきなりたいへんな感じがしましたが、とりあえず境界例がどんなものなのか、もう少し詳しく教えてください。

——まず境界例といっても二つあって、単に精神病と神経症の間の「境界状態」をさすものと、その一部分と重なって、ある種の固有のパターンを示す「境界性人格障害」[21]をさす場合とがあります。近ごろ問題になっているのは後者のほうで、本書ではそこに焦点をあててお話ししますので、ここで境界例というと、もっぱら境界性人格障害のことをさすと思っておいてください。

●境界例の「境界」とは——健康、神経症、精神病、うつ病の境界

▼わかりましたが、そうすると境界例の「境界」というのは、精神病と神経症の境界にあることを意味すると考えていいんですか?

——そうですね。必死になって、症状を訴えたり、いろいろ気にしたり、一見、治療意欲があったり

するようにみえる点は神経症的ですが、行動障害のひどさや治療ルールが守れない点、一過性に妄想や幻聴などが出てくる点では精神病的ですから、そういってもいいですね。

ただ、境界例状態にある方は、正常状態以上に素晴らしい活躍や適応を示すときがありますし、さらに精神病のような症状を示しているときでも、現実の認知はとてもしっかりしていることもあるので、正常と病的状態の境界にあるという意味も「境界」という言葉にふくまれているように思います。

▼だから、ある精神科の先生などは、神経症の仮面をつけた精神病だから、仮面にごまかされないようにしなければならないと言っているんですね。

――仮面とか、ごまかしという言葉は、私はあまり好きではありません。わざとそんな状態になっているわけではないのですからね。まあ、境界例状態にある人は、通常の人と同じく健康な部分もありますが、それ以外に、神経症や精神病などの病的部分をもっており、それがふつうの人よりやや強くなっていると考えればいいんじゃないですか。

それと、境界例の方は背後に強い自己不全感や、見捨てられ感、抑うつ感をもっていたり、ひどい絶望感をいだいていたりしますから、うつ病的部分もかなりあります。

そういう意味で、境界例の「境界」というのは、神経症・精神病・うつ病・健康の四つの部分の「境界」と考えるのが私には妥当なような気がします。

●境界例状態とは

▼「境界」に関してはわかりましたが、まだ境界例がどんなものなのかはっきりしませんので、その特徴について、もう少し説明をつづけてください。

――まず境界例状態に陥っている人のいちばん目だつ行動としては、破壊的な行動障害でしょう。ちょっとしたきっかけで、手首を切ったり、薬を大量にのんだり、すぐに死のうとしたり、また器物を破壊したり、家族に暴力をふるったり、過食や拒食、みさかいなしのセックスといった行動をとりがちです。家族はこれらにまずびっくりさせられ、それが頻繁になるにしたがって、苦悩に追い詰められていきます。もちろん、本人も辛いのですが。

また、これと関係するのですが、境界例の人はちょっとしたことでひどく傷つきやすく、自分の衝動や欲求をコントロールすることが苦手です。この傷つきやすさの裏返しで、家族や治療者といった他者を、自分の思いどおりに動いてくれる自分の完全な味方だと理想化する傾向がとても強いのです。こうした理想化や期待しすぎは、当然、幻想ですから、相手が自分の理想どおりに動かないという現実に出会うと、もろくも崩れてしまいます。そうなると今度は、その現実を受け入れられず、相手を逆にものすごく非難し攻撃するのです。

したがって、対人関係はひじょうに不安定なものとなり、賞賛し頼っていた相手を、逆に「冷たい」「意地悪だ」「無能だ」と言ってけなしたり、攻撃したりします。こうした不安定さは、家族や治療者をはじめまわりの人びとをひどく困惑させます。困ったことに、いったん攻撃がはじまり怒りの感情をぶつけだすと、自己コントロールが難しいため止まらなくなります。

このように、彼らは自己が確立していません。自分が何者であるのか、自分は何をしたいのか、まわりとどのようにつきあっていけばいいのか、などの明確なイメージをもつことができずにいます。表面的には、社会に合わせていく自分をもっている場合もありますが、それは仮の自己[15]であることが多いのです。つまり自己同一性の障害[33]が強いといえます。

確固とした真の自己が確立されていませんから、彼らは見捨てられ不安が強く、一人でいることができません。同時に心のなかはいつも、憂うつさやむなしさが占めているため、必死にまわりの人間にしがみつくのです。

▼境界例のイメージが少しずつわかってきましたが、同時に、たいへんな状態なのだなとの思いが強くなってきました。ただ一方で、それらの特徴は自分にも当てはまるかもしれない、したがって人間に共通する弱点のような気もしました。

――ええ、それはそうだと思います。とくに人間のなかの幼児性が強くなったというか、まだ大人の部分が未発達というか、そういうことかもしれませんね。

▼境界例状態を呈する人たちもたいへんでしょうが、まわりの家族や治療者もたいへんですね。

――境界例だけが特別にたいへんだとみられがちですが、なかなか治療が進展しないうつ状態や分裂病状態もたいへんですよ。

ただ、ひじょうに大ざっぱにいえば、うつ状態や分裂病状態では、変化の激しい不安定な時期もありますが、どちらかといえば、なかなか変化しなくて治療者が困惑する場合が多いのにくらべて、境界例状態では、症状が絶えず変化し、それに合わせて治療者が決断を迫られる場面が多いので困ってしまうことです。そういう意味では境界例にたいするほうが、苦労が大きくみえます。ただ、状態が固定化しがちで進展しないうつ状態や分裂病状態の人をみていると、エネルギーを要する境界例のほうがうらやましいと思われるかもしれませんね。

それと、境界例状態の人は、対象にしがみつき、かかわりの度合いが多くなりますので、これも周囲が困ったと感じさせられる点かもしれません。ただ、この点も、内にこもってしまう分裂病より、治療上はプラス面もあるようには思われます。

●境界例人格障害の診断基準

▼ところで、このとらえどころのない境界例人格障害は何をもって診断するのですか?

——これには、有名なアメリカのDSM—Ⅳ[21][22]の診断基準があります。それを要約すると、

①不安定な対人関係（理想化とこき下ろしの両極端を揺れ動く）
②衝動性（浪費、薬物乱用、過食、無謀運転、みさかいなしのセックス）
③感情の不安定性（例として、強い不快、イライラ、不安など）
④不適切なほどのひじょうに強い怒り（コントロールできず）
⑤自殺の危険性。自殺するというふるまい。くり返す自傷行為。
⑥自己同一性の顕著な混乱（不安定な自己像、自己感）
⑦空虚感、退屈さ
⑧見捨てられ不安とそれを避ける行為

⑨妄想様観念や解離性障害

といったようなことです。

◆2◆……境界例の具体的事例……◆

▼これはさっきの特徴の説明と似ていますね。もう少し具体例をあげてください。

――そうですね。やはり事例をあげるほうがわかりやすいので、思いつくまま述べます。

●**一八歳女性**（高校中退）――中流だが複雑で、両親に喧嘩がたえない不安定な家庭環境で育ち、小六のとき、ちょっとした不満から頭痛や吐き気を訴え、不登校と拒食がはじまる。相談機関をいくつか訪れるが改善せず、そのうち母にたいする家庭内暴力や法外な要求が出てくる。中二のときは母に包丁をつきつけるなど、母を攻撃するが、一方で母にたいするしがみつきも強い。やがて拒食が激しくなり、精神科医にかかるが、途中で関係が悪くなる。高校もほとんど行かず、拒食はひどくなる一方で、現在、身長一五四センチ、体重二二キロで生命も危ぶまれているが、父や精神科医への敵意のために治療拒否の状態がつづいている。

●**一七歳女性**（高校生）――感じやすい、とてもよい子で成績もよく、親の自慢であり、反抗することがほとんどなかった。ただほんとうに仲のよい友達がいなかったらしく、中学半ばで引きこもりやうつ状態に陥る。一時的によくなるが生き生きしたところは回復せず。高校より、唯一の頼りであった成績が低下し、先生の注目を失ったと感じリストカット。頭痛、不眠もはじまり精神科に通院するが、薬物の大量摂取が起きる。また精神科医にたいする見捨てられ不安で自殺願望も強くなり、筆者のもとを訪れる。

●**一七歳女性**（高校生）――父親が仕事のため不在で、母子が密着。高校まではがんばりやで優等生。しかし高校で成績が低下し、先生の注目を集められなくなり、また友達のひと言で傷つき、失声となったり過呼吸発作を起こしたりする。精神科治療で失声や過呼吸はましになるが、幻聴、離人感、対人緊張、自殺念慮、被害感が出てくる。治療がすすむにつれ、抑うつ感、自己同一性の障害、見捨てられ不安を訴える。

●**一九歳男性**――小一のころより、母子分離ができず不登校をくり返す。中学より不潔恐怖・洗浄強迫が強くなる。高三では友達関係と受験の悩みで過敏性大腸炎となる。心療内科へ入退院をくり返すも治らず。つづいてイライラが強まり家で暴れたりして、不登校が再発。また精神病院へ二回入院するが、すぐにトラブルを起こし退院となる。イライラ、不潔恐怖が強く来院。

●**二〇歳男性**――身体が弱く母親が神経質だったこともあり、本人にかまいすぎていた。勉強ばかりしていて友達がいない。中学でも孤独の状態がつづく。そのころより、心気的こだわり、同級生への恐怖、親や教師への暴言、母への家庭内暴力、不登校、不眠、自己臭恐怖があり、自室に引きこもる。高校に入学するがすぐに退学。引きこもりがつづき、症状が改善しないため、家族が相談に来院。

●**二〇歳女性**（未婚）——幼稚園時に母子分離不安のため登園できず。小学高学年より拒食と強迫症状。中学よりめまい、悪心（吐き気、むかつきのこと）などの身体症状。成績はよかったが、高校で些細なことから、絶望感を感じ不登校。極度の疲労感で入院。イライラ、リストカット、家庭内暴力が強くなる。某治療者の密着した治療法が外傷的に作用し、失立（立っていられない）、失歩（歩けない）出現、リストカット、家庭内暴力も強くなり来院。

●**二一歳女性**（未婚）——小学生のころから身体が弱い。中三で友人とのトラブルによって失神発作がはじまる。高校でも不調でよく不登校。ときに右手の運動麻痺が出現。大学二年で知らずにリストカット。腹痛のため内科入院。そのあと、身体を傷つける行為があり、精神科へ。失声や失歩もあり。

●**二三歳女性**（未婚）——小さいときから気が小さく、人のなかに入っていけなかったが、母が甘く家ではわがままであった。高校のころより、身体が弱いことや交友関係の悩みで不登校になったり勉強に身が入らず、不本意な大学に入学。そのあと、頭痛、吐き気などにつづいてイライラ、家庭内暴力がひどくなり、母を包丁で傷つけたこともある。いくつかの治療機関にかかるが、気にいらなくてすぐに止めてしまう。そのあと、リストカットや自殺行為があり、二回の入院を経て当院へ。親や恋人は彼女に熱心なのに、本人の見捨てられ感は相当に強い。

●**二四歳女性**（二児の母）——小さいときからわがまま。中学から不安定、ものごとの遂行困難、怒りのコントロール不能。一八歳で結婚、出産するが子どもの世話はできず。親子喧嘩のたびに大量服薬のかたちで自殺未遂。治療者にたいする甘えが強く、甘えを受け入れられないと罵倒する。

●三二歳女性（二児の母）——幼いころより従順で反抗期がなく、勉強一筋であったが、父が暴力的なこともあり、家庭内での安全感はうすかった。成績は優秀だったが家庭の事情で高校卒業後は就職。その際、対人関係に自信がないことをもらしていた。就職後、よき上司に恵まれ、一時は順調だったが、結婚した夫が大人になりきれていないため、子育てが終わるころより、うつ的になる。同時に、夫にたいする暴力や自傷行為がはじまる。入院、外来治療をするが、限界設定や治療の構造枠がしっかりせず、また家族療法的視点が欠けていたこともあって、症状は改善せず。リストカットがひどくなったため、別の治療者に交代し、問題は残るものの安定をやや取り戻す。

このような事例が一般的です。

▼聞いているだけで、なんとたいへんな状態かと感じ、疲れました。でも、小さいころからなにか違和感があったり、よい子で成績はいいが友達は少なかったり、またわがままだったりという印象と、神経症・心身症・うつ病症状などの多彩な症状、それから、家庭内暴力、リストカット、自殺願望などの攻撃性がいちばん胸にこたえますね。

——ほんとうにそうですね。あとでまた述べますが、この攻撃性、怒りにたいしてどうするかが治療の最大の眼目のひとつになると思われます。

3　境界例の症状

▼境界例は多彩な症状を示すということはわかりますが、さらに具体的にはいったいどのような症状をあらわすんですか？　整理できますか？

――少しおおげさかもしれませんが、境界例はあらゆる症状を出すのではないかと思われます。精神分裂病とか、うつ病とか、強迫神経症、ヒステリーとみられたり、摂食障害や家庭内暴力やアルコール・薬物依存といったかたちで受診することもあります。ほんとうに変幻自在という感じです。境界例の症状は広範囲にわたっていて、共通の一定した症状や特徴を取り出すのが必ずしも容易でないので、ここでは一応の症状と特徴を提示するだけにしておきます。それに他の病態でもそうですが、とくに境界例の症状や特徴は、治療者の特性や働きかけによってよく変わります。症状や診断は、患者と治療者の合作であるといわれますが、境界例ほどこの特徴をあらわしているものはありません。だから、治療者が作り出した境界例症状というのもありえるわけです。

では、まとめてみます。

A．主症状

①多彩な神経症症状

(a)不安症状

見捨てられ不安など、対人関係にまつわるものが多いが、わけがわからずともかく不安だと訴える、原始的な不安も目立つ。

(b)恐怖症（視線恐怖、対人恐怖、自己臭恐怖、不潔恐怖など）

多数の恐怖対象をもちやすいが、これも対人関係に関することが多い。

(c)強迫観念、強迫行為

古典的強迫神経症とちがって、強迫症状が自我親和的で症状除去欲求が少ない。また確認強迫のときなどは、他者を巻き込みやすいし、家族に何度も確認させる。生活に支障が出るほど強い。

(d)身体症状

ふつうの転換症状（頭痛、めまい、肩こり、麻痺、嘔吐など）から、体感幻覚に似た奇妙な身体的訴え（「脳が硬直している」「眼球が圧迫され、硬直する」など）まで多彩。

(e)心気症状（健康や疾患に対する過度のとらわれ）も強いが、しばしば、治療者に身体を悪くさせられたという被害妄想につながることが多い。とくに投薬をめぐって、この症状が出現することがある。

(f)離人症状

「現実感がない」「霧がかかっている」「自分がない」「自分というものを感じられない」「現実を生き生きと感じられない」といった訴えが強い。背後に自己不全感、自我同一性の混乱や未確立がある。

②気分や感情の障害（うつ病症状に同じ）

慢性の退屈感、抑うつ感、空虚感（むなしさ）、孤独感、不快感があり、つねに、怒りを感じている。人生を楽しむことができない。うつ状態の原因を他者（とくに両親）のせいにすることが多い。

③欠陥意識（同じく、うつ病症状の一つ）

つねに劣等感、疎外感、不安感を感じている（逆に誇大感をもつときもある）。これも他者の責任にする。

④対人関係の症状

(a)他者先取り傾向（「相手を変な目で見て、悪い印象を与えてしまうのではと心配して目を伏せる」「相手がつっかかってくる感じがしたので、身をよけた」など）

(b)他者を支配し操作する傾向

激しい依存と要求があり、受け入れないと行動化する。

(c)一定の安定した親密な対人関係が結べない。

「警戒や疑惑」と「一方的な依存、無遠慮」が葛藤なしに共存。

⑤衝動行為

家出、暴力、自傷、自殺企図、薬物乱用、大量服薬、アルコール乱用、みさかいなしのセックス、無謀運転など。

(a)自己破壊傾向が強い。
(b)治療関係に左右されやすい（家族関係にも）。
(c)衝動行為中あるいはその前後の気持ちに関する記憶のないことが多く、また「もうしない」という約束はほとんど役に立たない。
(d)コントロールのなさが中心。
(e)精神的不安の否認という防衛的意味合いもある。

⑥一過性の精神病症状

一過性に、関係妄想、被害妄想、幻聴体験などを起こす。多くは、治療過程のなかで起こり、転移性精神病のような症状をきたす。

⑦偽りの社会適応性

激しい症状のわりには、学校や職場で適応している場合が多い。ただし、この適応性のよさは分裂病者とくらべてということで、健常者にくらべるとやはり適応は悪い。

偽正常性とも、「as if（かのような）」的[24]とも、カメレオン的ともいえる。その場かぎりの表面的な適応である。

⑧解離性健忘（苦悩にまつわる行動の記憶が失われる）

B．その他の症状や特徴

①慢性、びまん性、浮動性の不安。「存在することの不安」といった根源的な不安。
②強い孤独感、一人でいることに耐えられない。
③病感、治療意欲はあるが、まったく一方的で主観的な片寄った意味づけであり、治療者に説明されても容易に修正されない。
④話題が突然変転する。話のチャンネルが次々切り換わる（気分も突然変転する）。
⑤自我同一性の障害

▼聞いているだけで頭が痛くなりそうですが、これでいくと、A（主症状）の①（多彩な神経症症状）は恐怖神経症、強迫神経症、ヒステリー、心気神経症、離人神経症にあてはまるし、②（気分や感情の障害）はうつ病に、⑤（衝動行動）だとアルコールや薬物依存に、⑥（一過性の精神病症状）は分裂病に、また⑦（偽りの社会適応性）だと正常にみられることも多いということになりますね。

——ええ、最初はそういう個々の特徴で来院されることが多いので、いろいろな診断名がつけられます。それはいいんですが、今後の対応や治療のためにも、そのなかに境界例的特徴をつかむことが必要です。ただ、もしAの①のような症状が出ても、境界例的特徴があまり強くなければ単なる神経症かもしれません。

第七章
境界例の主要特徴

●境界例的三大特徴――小児的思考、行動化、自我同一性の障害

▼境界例的特徴とはどんなものですか?

――もちろん一口ではいえません。いくら話しても、これが境界例固有の特徴ですとはいえない感じなので、実は、たいへん困ってしまうんです。結局、最初にあげた診断基準のようなことになるのですが、それでは答えにならないので、一応、私の感じたところを三つにまとめて述べていきます。

境界例的特徴としては多くのことがありますが、私の頭にすぐ浮かぶ特徴としては、

①考え方が幼児的・小児的で大人の部分が未発達。つまり、分裂・投影同一視・否認・理想化・価値切り下げといった幼児的思考形態をとりやすいことと、内面の識別能力や統合力の低下など。

②行動化や衝動性が強い。怒りや攻撃性の強さとコントロール力の低下。

③自我同一性の障害。自分が何であるかわからない、自分の気持ちやしたいことがわからない。

この三つの流れが大きいように思います。以下、この三つの観点から、境界例的特徴をさらに掘り下げます。

◆1◆ 小児的思考

▼まず、小児的思考の説明をしてください。

――境界例の方は、見かけの大人の裏に、実に子どもっぽい考え方がひそんでいます。たとえば、少しでも嫌なことがあると、それを人のせいにして攻撃したり（投影同一視とも呼べる）、好き嫌いが強すぎて全体としてみることができなかったり（分裂のこと）、都合の悪いことは忘れたり（否認）、他者にたいする期待をもちすぎたり（理想化）、ちょっとした嫌なことがあると相手を全面的に嫌になったり（脱価値化）といった考えです。これを未熟で小児的な思考と、筆者は呼んでいます。

▼小児的思考というと、精神分析でいう原始的防衛機制[25]のことではないのですか？

――そうです。要するに、ふつうの防衛機制である抑圧・知性化・合理化・反動形成・昇華といったものとちがって、子どもっぽい未熟な反応のことをさします（防衛とは困難な事態にたいしてとる人間の反応をさすと考えてよい）。

▼だから、原始的防衛機制をとられると、周囲は困惑するわけですね？

――そういうことです。健全な発達を遂げると、原始的防衛機制は残るにせよ、もっとふつうの適応的な防衛が主流を占めますので、社会生活が送れるのですが、境界例の場合、これが根強く残るので、社会生活や対人関係で多くの困難が生じるわけです。

▼ところで、原始的防衛機制のかわりに小児的思考と呼んだのは何か意味があるんですか？

――深い意味はありません。ただ、患者・家族と話すときは、「子どもみたいな考え」と言うほうが通じやすいし、わかりやすいのです。それに小児的思考という表現のほうが、成長、発達の余地があるという感じを抱かせ、治療的な気がしたからです。

●境界例の分裂とは

a. 分裂の定義

▼小児的思考のなかの分裂から説明してください。

――分裂（splitting）の定義は「対象および自己についての、よい幻想と悪い幻想とを別個のものとして隔離しておくこと」とされています。つまり、対象や自己のよい側面が、悪い側面によって汚染、破壊されはしないかという非現実的で被害的な不安のため、両者を分裂した別のものとして分けておくという防衛機制が働くのです（クラインによる[18]）。

▼要するに、嫌なものや悪いものを見ないでおくのですね？

――そう言ってかまわないと思います。

b. 分裂と抑圧のちがい

▼それじゃ、いわゆる神経症の基本的機制の抑圧[26]とはどうちがうのですか？ 抑圧も嫌なものを見た

くないということですよね？

——抑圧とは「意識に受け入れがたい観念表象や記憶、それにともなう情動を意識から追い出し、無意識のなかに閉じこめておこうとする自我の防衛活動」とされています。だから嫌なものを見ないでおくという点は共通するにしても、抑圧が「臭いものにフタ」をしてともかく抑えこむのにたいして、分裂はそれぞれ別の箱に分けて入れてしまうことです。

▼まだ今ひとつ抑圧とのちがいがわかりませんが……。

——抑圧の場合は自我がある程度しっかりしていて、受け入れがたい部分だけを抑えこみますが、分裂の場合は自我そのものも分裂しているのです。

▼自我そのものも分裂しているといいますと？

——分裂の場合は、あるときは治療者・家族・友人などという対象を素晴らしくよいものだとし、あるときはまったくだめで邪悪な存在としてしまうことになります。治療者が両面を気づかせようとしてもかなり困難です。自己についても同じで、あるときは自分は素晴らしく自信に満ちた存在ですが、あるときはまったくだめな、なんの希望もない自分となるわけです。要するに分裂のメカニズムが働いているときは、自分も相手も一人のしっかりした人格としてみられなくなるのです。

▼少しよくても、いつガラッと悪い対象にされるかもしれないし、いつ自信をなくして自己破壊的な行動に出るかわからないわけですね？

——そうです。だいたい、このsplitという言葉は「割れる」「裂ける」という意味が強く、抑圧のように自我が「嫌な部分」を抑えこむ（repress）といった感じではありません。

▼自我が割れて、裂けてしまっている状態なので、神経症にくらべて、境界例の人はこの点でも治療契約を結びにくいのですね？

——そうです。不自由ではあるがまだ統一感のある神経症の自我とくらべて、ころころ変転しますからね。よかった治療関係がちょっとしたことでガラッと変わって、「治療者は信用ならない。私を見捨てる、悪いやつ。治療を受けてもなんにもならない。苦しいだけだ」といったように、治療者や治療そのものを全否定してしまいます。神経症の抑圧は全体として治療を肯定しながら、部分的に治療に否定的になります。したがって、抑圧のほうが自我の積極的防衛の働きを感じますが、境界例の分裂は情動の圧力に負けて、自我が裂けてしまった。そしてどちらか一方（悪いほうが多い）だけしか感じられなくなってしまいます。

c. 分裂病の分裂とのちがい

▼それでは精神分裂病の分裂とはどうちがうのですか？

——分裂病の分裂は、もっとバラバラという感じです。境界例のほうはだいたい、よいと悪いの二つに分かれます。そして、バラバラに留まるのが破瓜病や緊張病興奮状態などで、分裂したひとつのコンプレックスだけが優勢になり、現実を無視する言動に出だすと妄想のようなことになります。わかりやすくいえば、境界例では「真っ二つに裂けた分裂」であり、分裂病では「バラバラに断片化した分裂」といえます。

d. 分裂と否定・否認のちがい

▼やはり分裂という機制は気になるので、今度は否定との区別を教えてください。

――否定（negation）とは抑圧から二次的に派生した防衛現象です。つまり一度、抑圧された無意識内容が意識化されながら、それを言った覚えはないとか、本心ではないと否定する態度のことです。たとえば「この症状の背景には、これこれの気持ちがあると思いついたが、とてもそれがほんとうとは思えない」といったかたちです。せっかく抑圧が弱まり真実が顔を出しかけてきたのに、すぐ否認する態度のことをいうのです。

▼それはほんとうに、治療でよく出てきますね。せっかくいい洞察がえられたのにすぐに否定してしまう。人間は、よっぽど真実をみるのが辛いんですかね。

――まあそうかもしれませんが、まだ否認よりましかもしれません。

▼では、その否認（denial）について説明してください。

――否認は不安や苦痛に結びついた現実そのものを否定してしまいます。先の否定は、自分の気持ちに関する否定ですが、否認は現実そのものを歪曲します。現実検討機能や注意の麻痺ですし、外的自我境界の障害ともいえます。だから、ずいぶん妄想にちかくなってくるのです。そして否認は分裂を補助・強化する現象だともいえます。

e. 四つの分裂――境界例的分裂と他の分裂との比較

▼話をもとにもどしますが、分裂にもいろいろあるように思いましたので、もう一度、整理してもらえませんか？

――分裂機制はなにも、境界例だけの専売特許ではありませんから、以下のようにまとめられます。

①境界例の分裂機制……「よい」と「悪い」の分裂のしかたが激しく、統合がかなり困難である。

否認も強い。

②分裂病の分裂……分裂病状態がひどいときにはバラバラで断片的である。それにくらべれば、境界例のほうが、かろうじて「よい」と「悪い」の二極に凝縮できている。

③神経症の分裂……「悪いもの」を抑圧するかたちで分裂させるが、まだ主体・自我がしっかりしているので、抑圧・分裂させたものを部分限定化させているといえる。しかし、この抑圧・分裂は意識されていないので、症状として発生し、患者を苦しめる。

④健常人の分裂……分裂、抑圧しても部分限定であることが多く、それを意識していることが多い。したがって、社会生活を送りやすいし、現実の困難・葛藤に苦しんでも、症状に出たり、人を困らせたりはしない。

▼まだ、いろんな分裂のしかたがあるのでしょうが、分裂にもいろいろな段階があることはわかりました。

f. 分裂の原因——分離明確化が不十分

▼なぜ抑圧のようにまだしも高次でましな防衛が働かず、分裂になってしまうのでしょうか？

——それは、まず自分や他者（外的現実）のなかに「よい点」と「悪い点」があることを十分認識できていない、あるいは認識が少しはできていても、その二つの同時認識は著しく困難であるからといえます。換言すれば自己や対象に直面しているとき、よい点と悪い点を分離（differenciate）して明確化できないのです。それで、境界例治療最大の治療目標のひとつである「よい点と悪い点の統合」がおこなわれないのです。そして分裂が生じます。

▼なるほど、分離というより主体的で能動的な営みができないので、分裂してしまうのですね。今まで分裂と分離は同じように思っていましたが、かなり重要な差異があるわけですね。

――ええ、理想化して、自己や対象のよい面しかみてないときは、悪い点を選り分けて分離できないので、よい点だけしかみえないという分裂が起き、もちろん統合はなされません。

▼その意味では、この分離・明確化・統合とは、人間の営みにとってものすごく重要な意味をもってくるといえますね。

――そうです。ただ、この営みは境界例にかぎらず、境界例ほどではないにしても、神経症でもできていませんし、分裂病だともっとこの営みが弱っているといえます。

●投影同一視について

a. 投影同一視（神秘的融即）(27)について

▼次に投影同一視について説明してください。

――投影同一視は、分裂機制とセットになって作動することが多いのですが、定義では「分裂した自己のよい側面または悪い側面のいずれかを、外界の対象に投影し、その投影された自己の部分とそれを受けた外界の対象を同一視する」機制であるとされています。

▼もう少しわかりやすく説明できませんか？

――「自己の願望や衝動や怒り、絶望などを対象に投射し、それを対象の側のものとして認知し、それに対応することで自分の願望や衝動や敵意を支配しようとする」ともいえます。つまり、相手の気持ちを勝手に先取りして満たしてしまうとか、自分が敵意をもっているとき、相手が自分のほうに敵意を向けていると被害的に解釈し、その被害感を相手に向けるといったようなことです。

▼そうすると、患者の相手にたいする期待感、被害感などには、この投影同一視が入っていると考えられるのですね？

――もちろん、そういうことです。

▼この投影同一視を段階に分けて説明してくれますか？

――一応三段階に分けてみましょうか。

①自分の怒りや絶望（悪い側面）を家族（治療者など）に向ける。

②その結果、両親像や治療者像は極端に悪いものになる。

③自己と対象（両親や治療者など）を同一視するために、自分は自分のなかの怒りや絶望を放っておけないとき、自己を処罰したり自己に絶望するかわりに、対象を攻撃したり、非難する。

つまり自分で葛藤したり悩んだりできないので、それをまわりに移しかえるということです。だから、『苦の移しかえ』といってもいいかもしれません。

▼結局、自分の気持ちと他者の気持ちが区別できていないんですね？

――そういうことになります。重症の境界例になると、そもそもそういう区別が大事であるということすら理解させにくい場合があります。

▼ついでに投影と投影同一視の違いを教えてくれませんか？

――投影は、自分の心の内面を、対象（他者や物など）に投げ入れるということですが、たいていは、投影して（投げ入れて）それで終わりとはならずに、その投影したものを、気にしてしまう、つまり同一視してしまう傾向が少しはあるんです。そして、投影だけでなく、同一視の傾向が強ければ強いほど、投影同一視と呼ばれるのです。

▼そうすると、投影と投影同一視は連続的なもののような感じがしたんですが、それはどうでしょうか？　それと投影ってきわめて自然に起きる現象ですよね。たとえば、ある花を見てきれいだと思ったり、ある人を見てこわいと感じたりするのも、自分の主観的気持ちを、対象に投げ入れているわけでしょ。そうすると、投影というのはごく自然な営みだと思われるのに、なぜ病的扱いされることが多いんですか？

――もっともな疑問だと思うので、例をあげて答えたいと思います。まず第一例として、ある人が相手にたいして怒りの感情をもっているとき、それが相手に投影され、相手のほうが自分に怒りを向けてきているんだと感じたとします。しかし、そのとき「怒りを向けられることがあっても、それは人間社会で生きているとありがちなことなのでまあいいだろう。自分はそんなことにとらわれずにもっと大事なことをしよう」と考えられると、それは投影ではあっても、そんなに対象にこだわっていませんから、投影同一視とはいえないわけです。それにこの程度だと自分もそう苦しまないし、まわりにもそう迷惑をかけることもないので、健康な投影といえるわけです。

次に第二例ですが、これが第一例のようにならずに「自分は相手から怒りを向けられている。こわくてしかたがない。このこわさや相手からの怒りがなくならないと、どうにもならない」と考えさせられてしまって、相手に対する恐怖感や被害感や被害妄想を訴え出したりすると、病的と呼ばれる状態になり、この場合は、投影同一視がかなり働いているといえるわけです。というのは、相手に押しつけた怒りと自分の気持ちを同一視してしまうために、相手からの怒りを放っておけなくなってしまうからです。

さらにもっとひどくなった第三例をあげると、「自分は相手から怒りを向けられ、嫌われている。自分はそれに耐えられない。相手（たとえば家族や治療者）に文句を言って謝ってもらうなり、責任を追求したいし、相手の本心を聞きたい」と、しつこく相手につきまとい、相手を追求しつづけたりすると、この投影同一視はかなり激しいということになります。境界例の投影同一視は、この三例目にあたることが多いのです。

▼今のお話を聞いていると、結局、投影同一視の傾向が強ければ強いほど病的な投影になってくる、といってもいいんですね。

——そのとおりだと思います。ただ、さらに複雑になりますが、投影同一視といっても、病的なものだけではなく、健全な投影同一視（共感、思いやりなど）もあるということを認識しておいてください*。

（*注　投影同一視を意識できず、また客観的認識ができず、投影同一視によって相手に苦情を訴えるほどの巻きこみが強くなると、病的な投影性同一視といえます。）

▼こういうふうに、病的な投影や不健全な投影同一視になっていくのは、自分と他者（相手）の気持ちをそれぞれ区別して認識できていないということが原因としてあげられるようですね。

——そうだと思います。区別・認識が弱いほど、自他の感情が融合され、投影同一視と呼ばれる現象が起きてくるのでしょう。

▼でも、こうした自他融合現象というのは境界例以外でもみられるように思いますが？

――そうですよ。たとえば、ユングのいう神秘的融即もそのひとつですね。人は、この状態にあるとき、自分と物との区別ができない関係になっているんです。ユングは、境界例という概念（最初は一九四九―五三）が出てくる前、すなわち、一九一二年以降から、人間同士の間に起こる影響や関係をこの神秘的融即という言葉を使って記述したんです。

b. 一体化傾向と現実的分化的営み*の交点で人間は成長する(28)

（＊注　自己と他者の分化ということである。）

▼それから、自他融合傾向というか、自他一体化傾向も、境界例のほうに強いようですが。

――境界例にかぎらず、誰でも一体化傾向はあります。それは生きるうえでの原点であり、エネルギーの源でもあり、そして子宮のなかにもどった状態とか、最高の安らぎの得られる幻想の場所を求めるのです。まさにユングのいう「母親元型(29)」の真っ只中にいる状態といっていいです。

しかし、この一体化、合体傾向は無原則的にいつでも誰とでも満たせるわけではなく、また一瞬、合体したかのようにみえても、すぐ幻想であることに気づかされるわけです。そして、健常な状態なら、幻想性に気づきつつも、それを現実に適応させながら実現しようとする営みのなかで、人は生きられるわけです。

ところが、境界例に代表される未熟な状態では、幻想性の自覚が乏しく、また幻想にふりまわされない現実的力も育っていないため、日ごろの生活でかなりの不適応を起こすのです。母親に暴力をふるうかと思えば抱きつくように甘える、みさかいなしのセックスにふける、アルコールや薬にすぐ依存してしまう、そういう境界例患者が思い起こされます。

▼辻先生のいわれるように、合体傾向という幻想性を見すえながら、徐々に自他を分化させ、幻想と現実の交点での営みをつづけることが成長になるし、治療になるというのですね。

——まことにそのとおりですが、それが難しいのです。

c.「境界例の投影同一視」と「分裂病の投影」のちがい

▼話を投影にもどしますが、分裂病の投影とはちがうんですか？

——分裂病では、そんなに治療者を巻きこんだりしませんが、境界例のほうは同一視の強いぶんだけ、巻きこみが激しくなります。

▼ただ、この投影同一視というのは、先ほども言いましたが、ふだんわれわれもやっているように思うのですが。

——そうですよ。先の合体傾向と同類の同一化傾向ですよ。だから、大事なのはどのように自分が投影同一視しているかを自覚しておくことです。だから境界例の治療で重要なのは、分裂や投影同一視という機制を使っていることを気づかせ、客観的現実の認識を高めていくことなのです。それと、人は苦しいとき、つい分裂や投影同一視だけを使いたくなるものだ、という患者への思いやりも必要です。

●理想化と脱価値化・こき下ろし――アラジンの魔法のランプ願望

▼それでは次の理想化と脱価値化（価値切り下げ）について説明してください。

――これは分裂と投影同一視から必然的に出てくる流れです。まず、理想化について説明します。「外的対象をすべてよいものとみることで、攻撃性などの悪いものを否認する」ことです。相手の悪い面を認めず、いい面を誇大視する現象です。

▼これは、どのようにまずくなりそうですか？

――こんな理想化は、相手がなんでも自分の思いどおりに動いてくれるとかの幻想的期待にもとづいていますから、すぐに現実と合わなくなり、患者は失望や幻滅に出会わされるわけです。そして、それが自分の勝手な思いこみのゆえと認識できず、対象が自分を見捨てたとか、意地悪になったとか、もともとひどい人なんだと思ってしまい、対象を非難攻撃しだすのです。これが脱価値化（価値切り下げ）・こき下ろしです。

▼境界例の周囲にいる人はかないませんね。

――そのとおりです。だから境界例の人は、両親や治療者を神様のように仕立て、奴隷のようにこきつかい、気にいらないと悪魔のように悪く言うといった感じです。

▼なにかアラジンの魔法のランプに出てくる超能力をもつ奴隷をほしがっているみたいですね。

――まさにそうです。子どものころ私も、魔法のランプがあったらなと何度夢想したかわかりません。今でもときどきそう思います。だから理想化や脱価値化はふつうの人間がおこなう営みといえます。問題はやはり、自分が理想化していることに気づいていること、現実とどれだけ差があるか認識していることが重要になります。

◆2◆……行動化について……◆

●行動化の説明

▼わかりました。それでは今度は、行動化について説明してください。

――ふつう、行動化というと、狭い意味と広い意味の両方があります。狭義では精神分析や精神療法の過程で、言語を用いるかわりにする治療場面内の行動、または治療場面外の行動をさします。広義には症状行為や行動障害一般をさし、言語のかわりに行動で示す点は同じですが、前者では、①転移[19]や治療関係との関連で生ずる、②自我親和的であることが多い、③一定の目的をもった組織された行動であることが多いのにたいして、後者では、①転移との関係がなくても生じる、②自我異和的であることが多い、③組織されない単純な動作である場合もある、といった特徴をもちます。しかし、この区別は必ずしも明確ではありません。

境界例での行動化は精神療法過程でも起こるのですが、症状行為の場合もけっこう多く、両方入り混じっているといえます。しかしなんといっても、境界例の行動化の特徴は、①重大で激しいこと、暴力的、破壊的、衝動的なこと、②ささいなきっかけで頻繁に起きること、③治療者を非常に悩ますこと、にあります。

●行動化の種類と内容

▼なんとなく恐ろしいですね。では、その行動化の種類や内容をあげてみてくださいますか。
——まずいちばん頻度の多いものからあげていきましょう。[31]

リストカット（自己破壊的）
家庭内暴力（他者破壊的）
自殺企図（自己破壊的）
薬物の多量服用（自己破壊的だが、楽になりたい気持ちもある）
アルコール依存
自傷（リストカット以外の身体殴打、火傷、抜毛など）
引きこもり
過食・拒食
無謀運転
性的乱脈（みさかいなしのセックス）

などがよくみられます。

治療関係のなかでは、約束の時間に来ずに面接時間外の接触を求めて面接時間を守らないとか、何度も電話をしてくる、たとえば夜間に「今から死にます」という電話をかけてきたり、規則破りをする、などがあげられます。

▼これだけ破壊的だとうんざりしますね。

——ええ、境界例の行動化は、神経症の場合とちがって、本能が満たされるようなことが少ないのです。それと破壊的ですから、周囲はよりふりまわされ、操作されるやすくなります。

●行動化の背景

▼素朴な疑問ですが、なぜ境界例においてはこんな恐ろしい行動化が生じるんですか?

——いろんなことが考えられますが、思いついたまま述べていきます。

まず、きっかけとなるのはごく些細なことで、おおむね苦痛で腹立たしい、期待を裏切られるような不快な体験が多いことです。境界例は投影同一視のせいで相手にすごい期待をいだいているので、それだけ裏切られる辛い体験も多くなるのです。

そして、悩み・葛藤・不安・イライラなどの苦痛が行動化に変わってしまうのには、次のような理由が考えられます。

①分裂や投影同一視の機制が働きすぎて、悩みや葛藤を保持できず、すぐに外へ向かって出しやすい。

②悩むことが苦手なため、行動化の前にあれこれ考えたりできずにすぐに行動に移る。したがって治療目標のひとつに悩む能力の育成が考えられる。

③悩み、考える主体が後退していて、行動優先の傾向が強い。感じたり、考えたり、言語表現する前にまず行動する幼児のごとく、行動という営みは、人生早期に身につけるものである。この点からみれば境界例は考える主体の未発達といえるだろう[32]。

④行動することは、考えたり、言ったりすることより充足感を感じる場合がある。これは性的行動化や運転、飲酒、過食だけではない。リストカットのような自己破壊行動ですら、流れる血を見て「充足感というか生きている感じがする」と言う場合がある。
⑤境界例の主体性後退は、コントロール力の低下につながり、衝動を適当なところでコントロールできない。
⑥境界例は心が満たされていないことが多く、そのぶん、欲求不満や怒りの衝動が激しくなる。
⑦行動化を起こすことでより強烈に他者にわかってもらえる（アピール性、操縦性）。

▼そうしますと、行動化とは簡単に消退するような簡単なものではなくて、かなり根深いものがあるのですね？

――そうです。だから治療者はとても苦労し、家族の苦しみは長くつづきます。でもいちばん辛いのは本人です。ただ、ひとつ言いたいのはこんなに辛い行動化ですが、一方で自殺から守っているとも考えられます。たとえば、死ぬかわりに手首を切るとか。

▼それでは逆に、この七項目を修正することで、コントロール力や悩む能力や言語化能力といった主体性を回復する治療目標の指針にもなるのですね？

――そうですが、それが難しいのです。

3 自我同一性の障害

▼三番目の特徴である自我同一性の障害について教えてください。

――これは、自己同一性と自我同一性の障害に分けて考えたほうがわかりやすいでしょう。

まず自己同一性とは「自分が自分であること」「自分が存在できている実感をもてていること」「真の自分であること」「主体性をもてていること」ですが、理論的には自己の単一性、連続性、普遍性、独自性の感覚を意味します。

さらには、一定の対象（人格）との間、あるいは一定の集団（メンバー）との間で是認された役割の達成、価値観の共有からくる連帯感、安定感に基礎づけられた自己価値、肯定的な自己像をも意味します。それはまた、家族同一性（誰それの息子としての自分）、性同一性（男性または女性としての自分）、職業同一性（エンジニアとしての自分）といった社会的自己同一性ともいえます。

そして、自我同一性とは、これらの各同一性を統合する人格的な同一性をさすのです。すなわち、内省的に体験されるこのような統合的自己を「自己同一性」と呼び、各同一性を統合する自我の統合機能は「自我同一性」と呼ばれます。もっとも、この両者は区別がつきにくいですがね。

▼理論としてはわかりました。それでは自己同一性が障害された、未確立な場合とはどんなことになるのでしょう？

――いろいろな自分についての訴えが出てきます。たとえば「自分が何であるかわからない。自分のイメージがわかない」「自分が存在している実感がわかない」「本物の自分がつかめない」「自分は一貫していない」「人に合わせてばかりいて、ほんとうの自分がいない」「自分がバラバラである」といった感じです。こうした自覚すらなく、ひたすらカメレオンのように人に合わせてきて、あるときふっと自分のなさに気づく人があります。

一方「自分が大嫌いである」「こんな自分を受け入れられない」「別の自分に変われたらいいのに」といった自己否定や、自己受容の困難さをあらわすような訴えもあります。さらには「今の仕事（学校）でいいのか。自信がない」「男（女）に生まれてきてよかったのか。男（女）としての自信がない」「どの職業を選んでいいかわからない」「どう生きていったらいいかわからない」という訴えにもなります。

また他者との関係で、「自分は孤独である」「自分はまわりから受け入れられていない」「自分は真の友人をもっていない」「人前に出るのがこわい」といった訴えもあります。

総じて「むなしい。退屈である」「人生に希望などない」「自分の内面は空虚である」といった感じがその基底を占めているようです。

▼いや、たいへんですね。でもよく考えてみたら、こんな疑問や悩みは、今もそうですが、私自身も青年期のころはよく考えたし、また自殺まで考えたこともあったように思いますが。

――ええ、人生を真剣に考える人ほど、このような同一性にかかわる問題に敏感だと思います。ただ、健常人とちがって、境界例の人はとくにそのことばかり考えています。また、そのことでふつうの社会生活や対人関係が営めない、他者を巻きこむ、自殺や自傷行為などの行動化が起きてしまうことになるのです。でもよいほうにとれば、そこまで人生を突き詰めて考えている、ということになります。

◆4◆……三大特徴と診断基準の比較、他の境界例的特徴……◆

●ＤＳＭ—Ⅳの診断基準との比較

▼他の患者さんもそうですが、境界例の方はとくに、時代の悩みに敏感なのかもしれませんね。ところで、今まで述べてきた、「小児的思考」、「行動化」、「自己同一性の障害」という境界例の三つの特徴は、先のＤＳＭ—Ⅳの境界例の診断基準（一一三ページ参照）とどう重なるのですか？

——診断基準の「不安定な対人関係」は、一一三頁の境界例的特徴の①の分裂・理想化などからきますし、「衝動性」は、もちろん②の行動化と関係し、「感情の不安定性」は、①と③が関係し、「不適切なほどの強い怒り」は①から由来し、「自殺の危険」は②が大きいですが、③も関係します。「自己同一性の混乱」はそのまま③に通じ、「空虚感や退屈さ」は③からきています。そして「見捨てられ感情とそれを避ける傾向」は①が大きく、②も少し関与すると思います。

▼わかりました。診断基準も九つだと覚えにくいですが、三つの流れだと記憶に残りやすいように思います。ただ、この三大特徴は、人間の弱点・運命をみごとにあらわしているように思いますし、

同時にこの克服というか、超越は人間にとっての最大の課題のひとつであると感じました。

——そうですよ。だから、境界例の方は、われわれの弱点と課題を代表して、大写ししてくれているといえます。
▼ただ、境界例の特徴はこれだけではないのでしょう?
——もちろんそのとおりです。

●他の境界例的特徴

▼他の特徴もあげてもらうと、いっそう理解が深まると思うのですが。
——これからあげる特徴は、もうすでに言ったことをちがう表現に直しているだけかもしれませんが、よろしいですか?
▼ええ、いろんな角度からこの境界例状態を探れたらいいと思いますので。
——まず、分裂の機制によって、葛藤の内包や悩むことによる内省などが弱くなるので、感情が細やかに分化していくことが阻害されます。正常の抑うつ感や罪悪感や悲哀の感情、さらには思いやりをもつことが難しくなります。これには自分と他者の感情の区別がついていないことも関係しています。そして、むなしい怒りとうちひしがれた感情しか体験できないのです。
また超自我*や自我理想**も統合できていませんので、自分を成長させてくれるといったよい面は感じられず、懲罰的にしか感じられなくなります。だから励ましや注意が、容易に見捨てられ感を強くさせるのです。

いわば第二の誕生（心理的誕生）ともなるわけです。ただ新しい自己の誕生は望ましいのですが、赤ちゃんはそれまでもっていた心地よい万能感の夢が破れるというかなりの打撃をこうむることになります。これに打ち勝つには「よい母」との同一化および内在化という心理的過程が成就されているることが要求され、そこではじめて個体化がおこなわれたといえるのです。

▼この時期につまずくのが境界例だということですか？

――まあ、そういうことですが、つまずいた者すべてが境界例になるとはかぎりませんよ。このつまずきを説明するためにさらにこの時期を四つの段階（1．分化期、2．練習期、3．再接近期、4．情緒的対象恒常性の確立期）に分けます。

（1）分化期（生後五～一〇カ月）

分化期では、母にたいする身体的依存が減少し、這い這い、つかまり立ち、つたい歩きが出てきます。要するに、乳児が母から分化しはじめる時期です。またこの時期には母と母以外の人を区別する力もついてきます。これが、いわゆる人見知りということです。この人見知りは、自分、母、母以外の他者の分化の芽生えを示すと同時にまだまだ母のほうにべったり属したままでいたいという乳児の願望をあらわすのでしょう。

ただ、この時期、乳児が離れていくのに耐えられない母は、乳児の独立を妨げることもあります（もちろん、無意識にですが）。

（2）練習期（一〇～一六カ月）

練習期では、運動能力の練習を増やし、世界の探索に乗り出します。このとき、子どもは自分の能力に酔いしれているようですが、それは幻想であって、現実には母親からの支え（情緒的補給）が必要なのです。つまり、探検に出かけてもいつでも帰ってこれる避難と安心感の場所としての母の存在です。だから、この時期は、次の再接近期の前の練習期間と呼んでもいいのです。

（3）再接近期（一六～二五カ月）

▼そしていよいよ、問題の再接近期がやってくるんですね。

——そうなんです。この時期はとても大事なポイントです。どう大事か順を追ってみてみましょう。まず、運動能力を得た幼児は、母から自分の意志で離れられる、好きな所へ行けるという喜びと自信を得る一方で、母との分離不安を感じさせられるわけです。また先の世界探索でなにか困難や苦痛に出会ったとき、そばに母がいないことを発見して当惑します。それだけ認識能力が増したといえます。それゆえ母の存在に関してひじょうに敏感になるわけです。

不安で敏感になるから、自分の存在や自分の習得結果を見てもらいたがり、自分の喜びの共有を母に要求するのです。

▼一方で独立を志向し、一方で接近して共感、評価、賞賛を要求するという、いわば矛盾した態度があるんですね。独立しながら再び接近してくるといった……。

——よく考えればあまり、矛盾しませんよね。どんな年代でも（大人でも）独立は不安なものですから、絶えず自分にとっての重要人物に見守っていてほしいという心理が働いて不思議ではないですね。

だから、この時期の幼児の独立と再接近の葛藤をよくわかり、幼児が独立して自由な行動をとりたがるときはそれをあたたかく見守り、承認と評価を求めてきたときは自然に応じ、分離不安や分離の苦痛を訴えてきたときはそれを受けとめてあげれば、健康な発達が得られることになります。

（4）再接近危機

▼これが、うまく行かないときがあるんですね。

――ええ、だからこの時期のこの現象が再接近危機とも呼ばれることがあるんです。そして、この危機を乗り越えられないことが境界例発症の大きな要因とされるのです。

▼再接近危機を乗り越えられない場合というのは、具体的にいうとどんな感じなんですか？

――たとえば、子どもが自立することにひじょうに不安をもつ母親は、本人の独立を喜べないために、子ども自身も自分の独立行動に自信をもてなくなるわけです。また逆に分離不安を受けとめてほしくて再接近してきても、この子は独立に向かっているところだからと冷たくすると、本人は拒絶された感じをもち、見捨てられ感を強くもつのです。

【再接近危機の原因】

▼一部の母親が、そういう姿勢をとってしまうのはどうしてなんでしょうか？

――これにはいくつかの原因があるといわれています。ひとつは境界例の母親自身がたいてい境界例の特徴をもっており、その結果、子どもの独立に際し自分が見捨てられるのではないかという不安をもってしまい、子どもの自立をあたたかく見守れないという点です。いわゆる、ボーダーライン・マザーという概念です。もっとも、これに反対する意見もあり、境界例の母親に境界例が多いとはいえないという説もあります。

もうひとつ考えられるのは、そのときの母親の状態が、夫との関係がよくなかったりして不安定ですと、ゆったりと子どもの分離個体化を受けとめきれないことがあるかもしれません。これから考えれば、父が母を支えることはとても重要で、父の機能も無視できません。

さらには、なんらかの事情で子どもの分離不安がひじょうに強く、母親が健康なパーソナリティであっても、この危機を乗りきれないのかもしれません。それと関係するかもしれませんが、すでに最初の自閉段階で生理的恒常状態が脅かされたり、共生段階でほどよい満足を子どもに与えられなかったり、また分化期、練習期でも十分な見守りや愛情供給基地になれなかったりすると、問題を再接近期にもち越し、再接近危機を乗り越えられないのかもしれません。

▼でも、この再接近危機とは、二、三歳のころだけでなく、共生期・分化段階・練習段階もふくめて、一生起きているような感じがしますが。

——そのとおりです。この時期に再接近という現象がはじめてはっきりと起きるというだけであって、再接近現象はずっと一生つづくと思います。

▼そして、そのときどきに起きてくる再接近危機を乗り越えるのが一生の課題ということになりますか？

——そうだと思います。私自身もなにか独立してやりたいときはとくに不安なもので、家族や友人の支えがほしくて、再接近していたように思います。自分の子どもをみても、えらそうなことを言うかと思うと甘えてきたりで、年がら年中、再接近をくり返しているようなものです。

【再接近危機乗り越えの挫折と、その結果】

▼わかりました。それでは、再接近危機を乗り越えられなかった場合、そのあとの発達はどうなるのでしょうか？

――まず乗り越えた場合をいいますと、自我が分化し、自己の心的表象、自分の心で思うことは、対象の心的表象から明確に分離し、対象恒常性への道が開かれます。わかりやすくいうと、母親がそばにいなくても（対象を知覚しなくても）、母親の存在（安全な内的表象）を心に思い浮かべて安心感を得ることができます。こうして、分離が進み、一人でいられる能力が身につきはじめます。それだけでなく、やがて母親のなかによい点も悪い点もみることができるようになって、それらをひとつの全体として統合していくことが可能になります。この①対象恒常性の確立、②分離明確化、③統合といった営みは、やはり一生つづくものだと思われます。

もし、乗り越えが不十分ですと、いつまでも分離ができず、見捨てられ感や分離不安を受けとめられないので、成長しても自己主張や反抗ができず、いつまでも母の言いなりになるよい子でいようとしたり、さらには母の機嫌が悪くなるのをこわがるあまり、過剰によい子になるようにふるまったりします。また、友達や社会のなかに入っていけないことも起き、入っていっても勉強だけを頼りにして友達づきあいなどが少なくなるようです。また、友達ができたとしても表面的なつきあいで親密になることが少ないようです。なぜなら深いつきあいになると、相手の嫌な面をみたり、また自分の嫌な面を相手にみせたりしなければならなくなり、それは見捨てられ不安を強くするので、そういった関係に入れないのです。ふつうは喧嘩し合ったり言い争いをしたり、そして悩んだりして深い関係に入ることになるんですがね。

要するに、悩み・不安・葛藤・怒りといった苦しい不快なことを、受けとめたり耐えたりする経験に乏しいまま、育ってきている可能性が高いわけです。

▼そんな状態で育っていって大丈夫なんですか？

――いや、だから問題が出てくるのです。早い子ですと学童期に不登校といったかたちで出てくる場合もありますが、やはり問題や症状が出だすのは思春期になってからです。

【再び思春期発症の原因について】

▼なぜ思春期なんですか？

――やはり、自立を迫られるからです。すると、今まで目だたなかった分離不安や、見捨てられ抑うつ感情が顕在化してきます。しかし、それを明確に認識して対処することができず、分離の現実を否認したり、投影したり、まとわりつきによって再結合を求める要求を行動化したりするのです。

▼ここで分裂の機制や投影同一視の機制が強く働くわけですね。

――そうなのですが、こういうこともあるかもしれません。それまでに問題を出していても、親の側で、分裂・否認が働いて問題をみないでおいた結果、ついに思春期で耐えられないほどに問題が出てしまうといったことです。

▼ただひとつ疑問なんですが、再接近危機を乗り越えられなかった人は必ず境界例になるんでしょうか？

――そんなことはありません。そのあとに、いい友人や先生などとのよき出会いがあったり、家庭内で両親の行動が変化したりと、よき成長のほうにもどれる可能性はあります。

▼それからもうひとつ、境界例の発症は必ず思春期なんですか？

――そうとはかぎりません。なんとか思春期を乗り越えていたにしても、成人して、就職や結婚や出産が契機になる場合もあります。

4 社会的要因について

▼現代では、境界例が増加していると思いますが、社会的要因はいかがですか？

――それはいくつかあると思います。たとえば現代はひとつの役割だけに固定化されず、いろんな側面を生きていくことが多くなっています。そして場面によって、まったくちがった対応をしても平気になってきている。だから分裂やカメレオン的な態度がいくらでも許容されるということがあります。それと関連して、自分がいくつかに分裂することは、自分の中心が何なのかをわからなくさせ、自己同一性の障害を強くさせるように思います。

さらに現代のように、たとえば、ボタンを押せばなんでも出てくる自動販売機や、変幻自在に人物が動くファミコンなど、以前より物質的欲求が表面的にせよ満たされることが多くなってくると、なんでも簡単に手に入るような錯覚に陥ってしまいます。それが耐える力を少なくさせ、衝動性や行動化の増大を生んでいると思われます(42)。いわば、物質的豊かさが心の貧困化をまねいているのかもしれませんね。また、現代社会の利潤追求傾向のゆえに、消費者の購買欲をあおるように多くの情報が流れすぎ、統一を保てなくなって心がさまざまに分裂してしまうのかもしれません。

それから、少子社会や知育偏重の影響なのか、現代っ子はみんなで遊ぶことが少なくなっています。自己を育てるうえでもっとも大事な友人関係が少なくなることで、万能感幻想だけが肥大化した自分が育つことも原因なのかもしれません。それと一人一台、テレビやビデオがある現在では、こうした普及が現実と空想の境界をあいまいにさせたりすることも、万能感幻想を強めるのかもしれません。

さらに、家庭環境の変化もあります。少子のために母の関心が投影となっていきすぎ、子どもの自立を妨げたりします。これなどは、先ほど述べた再接近危機の乗り越えのことと関係し「子どもの自立の促進」と「自立にまつわる不安の受けとめ」を妨げているでしょう。

●要約―境界例の原因について

▼まだまだ聞きたいことはありますが、今度は実際の治療で今まで述べていただいたことがどうなるかみていきたいと思います。それでは、ここでもう一度境界例発症の原因を要約してくれませんか？

――境界例の原因をまとめれば次のようになるでしょう。

①きっかけは思春期以降必然的に生じてくる自立の課題や対人関係の問題などであるが、境界例状態になりやすい人は、それを乗り越えられず傷ついてしまう。

②その根本原因は、それまでに、自立や対人関係にまつわる不安・抑うつ・辛さ・葛藤・怒り・憂うつなどを受けとめることのできる主体形成がなされていないことにある。
③この主体形成は「(自己や他者の感情・状況などを)自分で正しくみられる」「幻想と現実を正しく認識・区別できる」「(種々の事態にたいして)自分で正しく考えられる」「(他者との関係や他者の意見を尊重するが、他者の言いなりにならず)自分の意見をもてる」「自分で決められる」「自分の行動の責任は自分で責任をもつ」「(自然に出てくる自己否定感情に対抗できるほどの)自己肯定感情が育っている」「自分だけではなく、他者を大事にできる」「(種々の傷つきや不快感情や困難を)受けとめることができる」といったものだが、境界例は、こうした主体形成がかなり不十分だといえる。したがって、治療は、こうした主体形成を助けていくことが主眼になる。この主体形成という点からみればリストカットや家庭内暴力などは、彼らなりの必死の自己回復の表現かもしれない。ひと言でいえば「自分が育っていない」のである。
④主体形成や自己育成を妨げるものとしては、親の境界例的傾向、少子化、対人関係の勉強の機会の減少、現代社会の問題点(分裂促進・利潤追求・情報過多・知育偏重・心の貧困化・生きがいの喪失なども、大きくかかわっている。
⑤完全に最良に、主体や自己を形成し、それをいつも健全に維持しつづけることは、現代ではとうてい考えられない。われわれはつねに境界例的傾向をもたされ、程度の差こそあれ、境界例発症の危険にさらされている。また、現代社会の流れがその傾向の促進要因になっているといえる。したがって、現在境界例状態にある人は主体の形成や回復の営みが必要になるし、幸いにして境

界例状態にない人は、主体を脅かす状況にたいしてつねに主体を維持しつづける、あるいは自己成長の営みをつづけることが必要になる。

【付記】これらの原因に対する記述はもちろん仮説である。原因としては、これ以外に生物学的要因などもあると思われるが、大事なことは、こうした仮説をどのように養育や治療に生かすかということである。その意味では、こうした仮説は参考程度に留め、これに執着しないことが重要であろう。

第九章

境界例治療の実際──初期

●境界例臭さを感じとること

▼それでは、いちばん聞きたい境界例の治療についてお願いします。

──まず、境界例と出会ったときどうするかを話しましょう。そのためには境界例かどうか判断する必要があります。境界例と気づかずに会っていて、そのため対応が不適切になり、気づいたときには治療状況がたいへんなことになっていて、患者・治療者が苦境に追いこまれていた、といったこともありますから。

▼正しい診断が大事なんですね。

──まったくそのとおりですが、境界例の特徴は治療関係のなかで花開くことが多いので、やってみてはじめてわかることがけっこうあります。ですが、まずは境界例臭さを感じとらなければなりません。

▼その境界例臭さとはどんなものですか？

——それがわかるようになるためには、まず、境界例との出会い方にはいろんなかたちがあるので、これをはじめに押さえておく必要があります。具体的にいいますと、

①患者本人が来る場合
②第三者の意志が強く働くかたちでの紹介で、本人が来る場合
③家族と本人が来る場合
④家族だけが来る場合

などが考えられます。

▼それぞれどうするんですか？

——①と②の場合、来院目的、治療動機（肯定的動機と否定的動機、すなわち治療者にしてほしいことと治療にまつわる恐れや抵抗など）、治療意欲の程度からはじまって、主訴と他の主症状の明確化、発症時期、病状の経過、発症要因、生活歴、家族歴、治療歴を中心にしながら話を聞いていきますが、このときすでに境界例的匂いを感じさせるものがいくつか出てきます。

⑴話がはっきりしない。とくに目的や動機を明確にできない。治療の意志もはっきりしない。「言われたから来ただけだ」とか、「なんとなく」といった表現など。

⑵話にまとまりがなく、矛盾しても平気である。治療者は、患者の話を理解しかねね、患者が何を言

っていたのか思い出せず、カルテにも書けていないことがある。しかし分裂病の思考滅裂といったほどの乱れではない。

(3)こちらの質問にきちんと答えてくれない。いわゆる相互性のなさで、どの患者にもみられるが、とくに境界例においてはそれが強い。

(4)前の治療者を悪く言って、目の前の治療者をほめるといった理想化が強い。悪口が的を射ていることも多く、現治療者はいい気になって投影を受け入れてしまう場合があるので気をつけること。

(5)抑うつを訴えることが多いが、その原因を他者のせいにすることが多い。「他責的なうつは境界例だと思え」という治療者もいるほどである。(市橋[43]など)

(6)病歴のなかに行動化、自殺未遂の既往がある。

(7)背後に怒りが埋まっているのを感じる。

(8)背後にむなしさ、空虚感を漂わせていて、自己同一性の障害を感じる。

(9)治療者を何度も変えている。

(10)薬物依存やアルコール依存の傾向。

(11)面接が終わっても席を立とうとしない。家へ帰りたくない、帰れない、送ってほしいとの発言が出てくる。

(12)自分の意見を言えず、絶えず主語を不明確にするか、人の意見として言う。

(13)大声で話すなど、困ったふるまいを注意すると。こんなに困っているのにと逆に食ってかかられる。

(14)自分で来ているのにほとんど話をしない。
(15)メモや手記を大量に持ってきて読みあげようとするか、またはそれらを治療者に手わたす。
(16)最初から贈りものをどんどん持ってくる。

こういうことがあると、「あっ」という感じがし、気をつけなければと感じます。

●境界例的匂いを感じたあと

▼それで、その境界例的匂いを感じたら次はどうするんですか？

——境界例を引き受けるということは、多大なエネルギーを要することはもうおわかりですね。そして、自分が引き受けることができるかどうか慎重に判断しなければならず、通常で三～五回の診断期間が必要ですが、この診断作業もかなりエネルギーを要します。また診断期間中に行動化を起こす場合もあります。

まず第一の決断は初回か二回目ぐらいで、すぐに他の治療者に紹介するか、入院施設のある病院に紹介するか、診断作業や審査面接を引き受けるかといった決断が迫られます。

いずれにせよ、すぐに「引き受けました」と安請け合いするよりは、引き受ける可能性のある場合でも「引き受けられるかどうかは審査面接を何回かしてから」と言っておくほうが安全です。もっとも、これもケース・バイ・ケースで、最初からかなり波長が合ったり、境界例でも高水準にある人は、審査期間をおかなくてもいいかもしれません。私はたいていの場合、審査面接期間をおきますが、そうしないでいられるかなり実力のある治療者もいるかもしれません。

　第二の決断は、三～四回の診断面接期間が終わったあと、引き受けるかどうかを決断することです。しかし現実には、たいてい引き受けることになります。

●引き受けるときの要因

▼審査面接にせよ、継続的なものにせよ、引き受けるかどうかの基準はどんなものですか？

——これはいろいろありますが、まず患者側の要因からいえば、治療の困難度です。たとえば、①行動化の激しさ、②自殺願望の強さや自殺未遂の多さ、③治療意欲の不十分さ、④自分の意見表明困難の強さ[34]、⑤話のまとまりの悪さ、⑥分裂や投影同一視の強さ、⑦家族の非協力の程度、⑧現実認識能力のなさの程度、⑨自己同一性障害の強さなどで、これらが強いほど治療困難で、それだけエネルギーと忍耐が要求されるわけです。

　治療者側の要因としては、①時間的余裕、②治療能力・経験、③精神状態の安定度、心身の疲労のなさの程度、④決心の程度、⑤もっている援軍（スーパーバイザー、先輩、仲間、友人、入院を引き受けてくれる病院、看護師、臨床心理士など）の程度が目安になり、多いほど引き受けやすくなります。このなかでいちばんは、なんといっても時間の余裕であると、私は感じます。

　それから、患者と治療者の相性も重要な因子です。治療困難度や治療者側の要因を両方考慮したうえで、引き受けるかどうか微妙なときには、この相性が決定因子になるようです。だから、なんとなく波長が合わないなというときは、やめたほうが無難です。

●引き受けられない場合

▼もし、引き受けなかった場合はどうするんですか？
——それは他の余裕のある治療者への紹介となります。
▼患者さんにはどう言うんですか？
——正直に言えばいいのです。「あなたの治療は、一回一回の面接に時間をかける必要があるが、残念ながら私には今その時間がない」と伝えて、それで別の治療者を紹介するわけです。
▼その人は有能な治療者でないといけませんね？
——当然です。有能な治療者と知り会えているかどうかということは、ひじょうに重大で、その人の治療能力を計る目安にもなります。
▼でも、患者さんにしたらせっかく診察を受けにきたのに、他の治療者に回されて見捨てられた気持ちにならないでしょうか？
——もちろんそうですよ。でも引き受ける自信がなければ無理をしないほうがいいのです。双方とも傷つくだけで、益はありません。だから、そのときは適当な治療者を紹介してあげることが親切なのです。それがそのまま重要な治療行為になるわけです。冷たく思われても不幸な出会いを防ぐほうが重要です。また、入院が望ましい場合は無理をせず、入院施設をもっている治療者に紹介すべきです。
▼患者さんの見捨てられ感にたいする手当てはいいんですか？
——それはもちろん思いやる必要があります。しかし、同時に現実をわかってもらう必要があります。

（＊注　命令や禁止、理想や社会的価値、良心や道徳といった、自己を観察したり評価したり検閲したりする一つのシステム。自我を監視するという意味合いで超自我という言葉が用いられるのだろう。この超自我は、うまくすれば社会適応や自尊心を高めてくれるが、下手をすると苦痛、不安、罰せられた感じ、過度の自己否定をもたらす。）

（＊＊注　自分自身のお手本や理想といったシステム。フロイトは超自我の前はこの自我理想という語を用いていた。）

さらに葛藤したり、悩んだりできないことは、自分で決断できないことになり、何か決定しなければならないときに立ち往生してしまうことがよくあります。

また人と接触することは、彼らの理想化や逆の見捨てられ感を刺激することになりますので、傷つくことを恐れて、なるべく対人関係を表面的なものにとどめておくことになります。ただ規範からずれているような人間（心理治療者もそれにあたるかも）とは接触がひじょうに密になります。ですから境界例患者同士が親密になることが多いのです。ただ、すぐ破綻をきたしますが。

また、相手によって境界例患者の対人態度が大きく異なることがあります。たとえば、治療者の前でさんざん母親の悪口を言いながら、母親の前では逆に治療者の悪口を言うなどです。さらに同一人物の前でも時間と状況によっては全然ちがった態度をとるので、まわりはふりまわされてしまいます。先述のカメレオン的態度のことです。

それと言語表現において、話がひじょうに飛んでしまい、何を言っているのかよくわからないときがあります。また主語、目的語を明確にしませんし、ものごとを一面でしか表現しないので、いつも正確に伝わったかどうか心配になります。私はまず、境界例の治療は彼らの表現を正確に聞きとることからはじめなければならないと思ったぐらいです。

その他、まだまだありますが、境界例の特徴は治療関係のなかで出てくることが多いので、そのときにまた述べたいと思います。

◆5◆……境界例の二つのタイプ……◆

▼わかりました。ただ境界例といってもいくつかの種類があるんでしょう?

——ええ、先の三つの流れと関連して、境界例患者には二つのタイプというか、二つの極があるように思います。これは町沢静夫もいっていることです(35)。

ひとつは、衝動性が強くて自己コントロールが弱く、自己表現も乏しくて、したがってすぐ行動化しやすく、知的レベルも低い人たちです。もうひとつは知的水準が平均以上の場合ですが、衝動性は内面化され、それらが空虚感やむなしさ、うつ、不安といった感じになり、自己同一性の障害に強く悩むタイプです。もちろん、これらの中間型もあり知的レベルは高いが行動化は派手というのもあり、多くの中間型があります。

▼境界例といっても、ひとつではくくれないんですね。

——それは、分裂病でもうつ病でも同じです。また知的水準が低く境界例的傾向がひじょうに強い境界例と、境界例傾向がそれほど強くなく、人格が少しは成熟している境界例もあって、いろいろです。

この点に関して、ストーンの「精神分析的精神療法適応度スケール[36]」をかりて、筆者の体験も入れながら説明すると、成熟度が強い人は、以下の特徴をもっています。

①友好性がある。
②人に与える好感度が大きい。
③知能が優れている。
④治療動機が十分である。
⑤心理化傾向が強い。苦悩や葛藤を悩む能力がある。
⑥良心が十分にある（反社会的傾向が少ないと治療はやりやすい）。
⑦自己管理がある程度できる。
⑧衝動コントロールがある程度できる。
⑨防衛機制が、行動化的になったりせず、自己を見つめられる対応が可能。
⑩他責的傾向が少なく、問題を自分のものとして考えようとする。
⑪健康な自己愛が育っており、空虚感が少ない。
⑫両親と比較的よい関係にある。
⑬社会のなかの他の人たちと支え合えている。

▼こんなに、成熟度が高かったら、とても境界例とはいえませんね。

——ええ、だから、あくまで目安とする指標で、これがつねに満たされたら境界例どころか、あまりに健康な人間ということになります。

現実の境界例はもちろん、これらの項目において、不十分なことが多いわけです。その不十分さに応じて、水準が低・中・高の境界例と分類されていくことになります。

▼そうなると、友好性、好感度、治療動機がほとんどなく、行動化、他責的、反社会的傾向が強いような低水準の境界例患者を引き受けるのは相当の覚悟がいるわけですね？

——覚悟だけではなく準備も必要です。それは治療のところで述べますが、ここでは、境界例にいろんなタイプや水準があることをわかってもらいたいと思います。

◆6◆……境界例と他の人格障害……◆

▼今まで述べてきた境界例は、正確にいうと境界例人格障害ということで、人格障害の範疇に入れられるわけですね。それでは今度は他の人格障害と比較することによって、いっそう境界例の特徴を浮き彫りにしていただけますか。

——そうですね。各人格障害の特徴や概説は、成書で見ていただくとして、ここでは、比較に焦点を置いて、境界例を浮き彫りにしてみます。

ちょうど、ガンダーソンが、境界例人格障害と他の人格障害の鑑別について記していますので、それと、ＤＳＭ—Ⅳの診断基準の両方を参考にしながら、筆者の経験も交えて説明していきます。

●自己愛人格障害との比較

▼それでは、まず境界例を自己愛人格障害と比較してください。

――境界例と自己愛人格障害とはかなりの点で似ています。すなわち、賞賛や評価をもらえないことですぐ怒りを爆発させること、妄想と思えるほどの誇大観念をもつこと、つねに他者からの評価に敏感でそのため対人関係で傷つきやすいこと、失敗や拒絶される体験は重いうつ状態や怒りを引きおこすこと、他人を利用しようという傾向が強いことなどです。

ちがう点は、境界例の場合は役割達成ができないのですが、自己愛人格障害の場合はわりと力がありますのでよい役割達成度を示すことが多いというところです。それと自己愛の場合には尊大で評価されたい欲求のほうが優勢ですが、境界例では他人に守られたい、赤ちゃんのように保護されたい、だっこしてもらいたいという欲求のほうが強いように思われます。また自己愛の場合に他人を利用するのは、高すぎるプライドのためですが、境界例の場合は生き延びるための必死の行動かもしれません。

▼それにしてもかなり似ていますね。境界例患者がなんとか衝動をコントロールでき、誇大的な自己同一性をもてるようになったら、自己愛人格障害になるように思われますが。

――そうでしょうね。実際の臨床でも境界例が治ると自己愛人格障害に移行するといわれているぐらいですから。

▼逆にみれば自己愛人格障害になりきれないほど、自己否定や自己同一性障害がひどいといってもいいでしょうか?

――まあ、それだけではありませんが、そういった面はあると思いますね。

●分裂・妄想型などの人格障害との比較

▼では、次の分裂病質・分裂病型・妄想型人格障害との比較をしてください。

――分裂病質（スキゾイド）人格障害と似ているのは、真から喜びが感じられないこと、役割の果たせないこと、対人関係に疑い深いところですが、決定的にちがうのは、分裂病質人格障害が社会的に孤立し一人で活動することを好むのに対し、境界例は（わかってくれると勝手に理想化した）他人をつねに求め、かつその人と強くて激しい関係を結ぶといった点です。

▼なにか、境界例のほうが巻きこみが強くて大変ですが、治りにくさは分裂病質人格障害のほうなんでしょうね。

――ええ、かかわりを求めるぶんだけ境界例は希望をもてるかもしれません。でも分裂病質も軽ければ、社会のなかで煩わされることなくひそやかに生きていくことができます。

▼なんでも、軽ければ特徴を生かせるんですね。

――ええ。でも、それが難しいんですよ。

▼わかっています。つづけてください。

――分裂病型（スキゾタイパル）とは、分裂や投影、識別力や統合力のなさといった認知の障害やコミュニケーションの障害（相互性のなさ）において似ていますが、境界例が依存的操縦的巻きこみ的になるのにたいし、スキゾタイパルは社会的に孤立し、感情的交流がなく、奇妙な身体的訴えや知覚体験や魔術的な妄想観念をもったりしますが、対人関係は冷淡であるといった特徴を示すように思われます。

妄想型人格障害も同じで、妄想的になったり対人関係に過度に疑い深くなるという共通点はありますが、他者に操作的依存的な関係は求めません。攻撃的なパラノイアは別として他人との接触は控えめで、治療には警戒的というかむしろ拒否的です。ただし、妄想という聖域を犯された場合はひじょうに攻撃的になり、事故が起きることもあるので気をつけねばなりません。

▼要するに境界例はかかわりを欲し、かかわりや巻きこみのなかで病理が花開くといえそうですね。それでは、他の人格障害との比較はどうなりますか？

●他の人格障害やうつ病との比較

——回避性人格障害も、批判や拒絶に対する恐怖、社会的不適応、対人関係の過敏さ、自信のなさは似ていますが、境界例と大きくちがってかかわりを避ける傾向が大きいようです。

反社会的人格障害とは、かなり共通点（衝動性、生産的役割をとれず破壊的役割をとりやすい、葛藤に対する耐性が低い、攻撃性や易怒性が強い、他者を利用することだけを考えやすい、操縦的である）も多いのですが、反社会性人格障害の操縦性は境界例よりも計算高くて成功をおさめやすいといえます。それに自我親和的であまり治す気がありません。一方、境界例は、見捨てられ不安がより強く、対象を渇望し、怒りや欲求表現の際に葛藤を起こしやすいといえるでしょう。

▼境界例患者のほうが純粋といえるのでしょうね。

――そうです。犯罪をおこなえるほうがずるいし、責任能力があるといえます。

▼ヒステリーと関連の深い演技性人格障害とはどうですか？

――これもかなり似ている（注目され欲求、操縦性、感情の変わりやすさ、誇大的な表現、他者へのしがみつき傾向）んですが、演技性の場合は明白な自己破壊の傾向をとることが少なく、また怒りの表現もそう激しくなく、一定期間持続する幸福感や喜びを体験します。さらには性愛化傾向や同性に対する敵対心、性的誘惑をおこなうことも特徴的です。

それにくらべて、境界例のほうは自己の傷つきが激しく、なかなか自己を肯定しにくいのです。

▼うつ病や躁うつ病との比較はどうですか？

――うつ状態になる点は似ていますが、たとえばメランコリー親和型うつ病が自責的・抑制的であるのに対し、境界例は他責的でまたそれを自己破壊や非難・暴力といったかたちで行動化します。また境界例のほうがより、退屈・孤独・空虚感を慢性的に体験するようです。うつ病患者は、（自分が理想化されてはいるが）他者との養育的で支持的な関係を望んでいます。

躁うつ病患者とも、不安定な対人関係、著しい気分変動、薬物嗜癖、衝動行為などの共通点があります。ただ、躁うつ病のほうがより理想化された他者に依存する傾向にあり、価値下げ・こき下ろしといった特徴が少ないという点があるでしょう。さらに境界例が他者の動向にきわめて過敏であるのにたいし、躁うつ病では自分の気分のよしあしのほうにより関心が向かうと思われます。

◆7◆……境界例診断の注意……◆

▼神経症や分裂病や正常もふくめて、どれもこれも境界例と共通するところがあるので、境界例の診断には迷ってしまいますが。

——診断の際、境界例か否かの二分法的発想では無理と思われますし、あまり治療的ではないですね。むしろ、この人は現在境界例のこの特徴をこの程度もっている、しかしそれ以外に自己愛的特徴も、また身体化障害もある程度あるといったように細かく、かつ統一的にみていく必要があります。それと「境界例とは、こういう症状」というようにラベル化、構造化しにくいものですから、どう診断していいかわからないということをひとつの指標にできます。

▼とてもたいへんですね。

——ええ、でも診断は治療の基礎になりますし、正しい診断が患者との間で共有されるとそれだけで治療になりますから、診断はきめこまかく慎重にやらなければなりません。そうすると自然に「次にどうするか」というもっとも大事な治療的対策が導かれてきます。

その点でいえば、境界例の診断は次のようにまとめられるかもしれません。

①どのような境界例的傾向をもっているか。
②そのそれぞれの境界例的傾向は、どの程度か。
③どのような状況・場面、誰との間で境界例傾向が強まるか。逆にどのようなときにその傾向は鎮

まるか。

④この境界例のタイプは？

⑤この境界例の水準は？

⑥この境界例を取り巻く状況は？　とくに家族状況は？

そして、次どう対処するかの話になるわけですが、診断は一度くだしたら終わりではなく、時期をみて何度もすることが必要です。

それから、治療を引き受けるかどうかは、治療者自身の診断も大事になってくるのですが、これはまたあとのほうで述べたいと思います。

第八章
境界例の原因

◆1◆ 原因探求について

●原因探求の問題点

▼さっそくその治療にいきたいのですが、その前に境界例の原因についてうかがっておきたいのですが。

——これは第一部と重なるかもしれませんが、補足もかねて、原因について述べていきます。まずは、原因探求そのものの問題点です。

▼どういうことですか？

——境界例にかぎらず、心の病の原因を同定するのはたいへん難しいことです。原因というからには過去を再構成することになるのですが、この再構成が正確にできるとはかぎらないからです。だいたい、過去の病歴の陳述内容そのものが、患者や家族のそのときの状態によってさまざまに変化するわけですから、一＋二＝三とはいかないのです。さらには、内容が正確であったとしてもどこに力点を置くかによって、原因は変わってきます。

例をあげれば、患者の状態が悪いとき、病気の原因は親のせいだと言い、よくなってくると「親はとてもよくしてくれた。問題は自分だった」と言うことが多いのです。

▼梅毒の原因がスピロヘータ、心筋梗塞の原因が動脈硬化というように簡単にいかないのですね？

——その場合も、スピロヘータに接触した人がすべて梅毒を発症するとはかぎらないし、動脈硬化の人がすべて心筋梗塞になるとはかぎりません。発症にいたるまでにはもっといろんな要因が働きます。それに動脈硬化の因子といえば、わかっているだけで八つぐらいあるわけで、その要因としての肥満、高血圧などのいっそう多数の因子原因を探るとすれば、さらに複雑になります。

身体疾患ですらこうですから、心の病の場合にはそれこそ無数の因と縁が織り合わされているわけです。それに、原因がどうも過去のことらしいとわかっても、過去のことだからもはや取り返しがつきませんし、誰が原因だといった無益な悪者探しにもなりかねません。

●役立つ原因を探すこと

▼そうすると、原因など探りようがないし、探っても有害無益なのですか？

——そんなに極端に考えないでください。それが現在に影響をおよぼしている場合、過去を探ることによって、その影響因子を修正して治癒がもたらされるかもしれません。また無数の因縁のなかから患者も治療者も、できれば家族も納得するようなストーリーが再構成されれば、患者は安心し、目が未来を向く可能性があります。過去の無数の因縁から原因を探るとしたら、物語のように表現するしかありませんが。

▼そうすると原因を探るのも意味があるということですか?

——ええ、できるだけ真実にちかく、患者も納得し、しかも役に立つ原因が探求できるといいですね。

▼でも、真実とは?　納得するとは?　役に立つとは?　と考えだすと、これまた難しいかもしれませんね?

——ええ、役立つことひとつをとっても、今はだめでも将来、役立つかもしれないし、また逆もあるかもしれませんしね。

◆2◆ 境界例の発症

●発症のきっかけ

▼それでは真実、納得、役立つの三点から、境界例の原因について教えてください。

——まず、いちばん表面的な原因、きっかけのようなものから考えていくと、挫折・拒絶・不安・喪失体験といった不快な体験があげられます。具体的には、成績低下・注目されなくなる・いじめられる・注意される・友人関係のトラブル・冷たくされる・失恋・孤独・自信低下・容貌へのこだわり・負担の増大・親子喧嘩・家庭の雰囲気の悪化・両親間の争いなどです。これらは誰もが経験するものなので、結局それを受けとめられない人格要因のほうに問題があると思われます。

また、境界例の人は、他者にたいする期待が大きすぎたり、勝手な思い入れが強いので、欲求不満や挫折体験に陥りやすく、よけいに人格要因のほうが問題になるのです。

●発症が思春期に多い理由ー自立の課題と境界例的人格傾向

▼だから、境界例の正式名が境界性人格障害というわけですね。しかし、なぜ発症が思春期に多いんですか?

――思春期に多いのは、なにも境界例だけにかぎりません。ただ、境界例の発症がとくに思春期に多いのは、思春期が自分で考え、自分で決め、自分で行動するという自立を迫られる時期だからです。それまでは、そう深刻な葛藤、悩み、不安などを体験しなかったので、なんとか乗りきってこられたのかもしれません。しかし人格的弱さをもっていたり、境界例的人格傾向が強ければ、自立の課題を引き受けられないことになるのです。

3　境界例的人格傾向の成立要因

●心理的・発達的要因

▼それでは、その境界例的人格傾向の成立要因について説明してください。

——原因と推測されている要因について述べます。

いちばん大きいのはなんといっても心理的要因で、主に心理的発達がうまくいかなかったか、不十分なままであったことです。そのほか身体的要因や社会的要因も考えられています。

▼心理的・発達的要因といいますと？

——これはマーラーの発達論、すなわち分離個体化論を援用するとわかりやすくなります。ここでは、マーラーの著書と成田善弘の論文[38][39]を参照しながら述べていきます。

マーラーは、赤ちゃんが成長していく過程を分離個体化過程と呼び、①正常な自閉期（生後最初の数週間）、②正常な共生期（生後二～六カ月）、③分離個体化期（生後四、五カ月～三六カ月）と分けました。

a．正常な自閉期

▼正常な自閉期というのは何ですか？

——誕生以後の最初の二～三週間で、それはまだ母親を認識できず、ほとんど自分の中に閉じこもっている時期だといえます。この時期の新生児は、新しい胎外環境での平衡状態や恒常性を維持することに全力を注いでいるようです。だから、まだ外界と内界の区別もできず、生理的存在に近いともいえます。
▼このときは、まさに辻先生のいう原体験の時期なんですね。
――そうですね。自分と他者（母親）の分化もなく、すべてが融合している状態ですから。マーラーや成田も、「新生児は『無条件の全能的自閉球』に属しているように思われる」と記しています。

b．正常な共生期

▼次の共生期について説明してください。
――共生段階にいたって、母親という欲求充足主体を意識しはじめます。この期間の本質的特徴は母親表象との万能感に満ちた妄想的幻覚的な身体精神的融合であり、乳児は、身体的に別個の二つの個体が一つの組織をもっているかのように行動します。
▼この時期も、自分と他者（母）という区別はないんですね。
――ええ。でも快と不快の区別はあります。これは愛と憎しみの起源にもなりますので、重要なところです。ただ、興味深いのは、乳児が空腹のような不快さを強く感じると、自分と母との区別が芽生えてきますが、その空腹が満たされるとその区別や境界はなくなってしまうという点です。
▼やはり、不快とか苦しさが、自分というものを芽生えさせる点で重要なんですね。でもまだ、認識する自己というのが誕生していないんですね。

c．分離個体化期と再接近危機およびその乗り越えの挫折

――そうです。そして、そうした自己が誕生するのが分離個体化期なのです。この段階ではそれまでの母親との密着融合した関係から、母子ともにおのおの別の存在であるという意識に目覚めてゆき、

▼いきなり理想化を崩され、現実を知らされ、限界を設定される感じですね？

――そういうことです。ただ見捨てるのとちがうところは、ちゃんとした治療者を紹介することです。だから、きちんとした治療者への紹介がとても大事になってきます。治療がうまくいって、患者さんからほんとうにいい先生を紹介してもらったと言われたときなど、こちらもいい治療行為をしたなと思えます。

●家族とともに来院した場合

▼それでは、家族と本人が来た場合に注意することはありませんか？

――一部には連れてこられて拒絶的になっている場合があります。このときにはその心情を思いやることが大事になります。そのうえで、双方の言い分を聞いていきます。ここで注意することは、親のほうがしゃべりまくって本人は何も言わないことが起きやすいので、なるべく本人に親の陳述の事実性を確かめること、また本人自身はどう思っているのかを聞くことが大事になります。ただ、本人がなかなか話せない場合は無理して話させる必要はありません。また、両者の陳述や意見に関してずれがある場合は、そのずれの内容、程度、原因などをゆっくり考えていけばよいのです。

それから、家庭内暴力や自傷行為など、第三者に言うと本人が怒るのではないかと恐れて、家族が本人をはずして話したがることもよくあります。この場合は本人をはずすことなく、なぜ親だけで話し合いたいのかを中心に親の恐れを聞いて、それに共感したあと、本人抜きの面談がいいかどうか話し合います。そうするとたいていは、本人に隠しごとをしないほうがいい、もっとコミュニケーションをオープンにしたほうが親子の信頼感は深まるという話になり、本人抜きでの面談でなくなることが多いです。

本人抜きはしないというのが原則ですが、ただ、本人のほうから別々に面接してほしいと言うときがあります。この背景には、親からの苦情を聞きたくないという気持ちや、核心にふれる話し合いがこわいという本人の気持ちが大きいことがあります。とりあえず「別々にしてほしい」理由を聞く必要はありますが、聞くだけで自然に、合同面接になる場合も多いのです。また合同が無理な場合でも、親の言い分は本人に伝えることを言っておき、それを実践していくと、最初は別々の面接でも治療者を経由して、本人と家族のコミュニケーションがとれるようになることがしばしばあります。いずれにせよ、家族から得た情報を本人に知らせないのは、あまりよい結果をまねかないという経験をもっています。

逆に本人の話を家族に伝えるかどうかは、本人とじっくり話し合います。この話し合いだけで、本人のことがずいぶん理解できます。たとえば、伝えてほしいことと、伝えてほしくないことの話し合いのなかで、家族に言いにくい点を治療者から言ってほしいという依存的な面や、家族を自分の都合のいいように変えてほしいといった面、対決を避けたがる面などが出てきます。このとき、治療者がすぐ肩代わりしていいかどうかは問題で、親子のコミュニケーションのありようについての話し合いが大事になってきます。

●家族だけが来た場合

▼それでは、家族だけが来た場合はどうするんですか?

——まずは、家族の話を聞いたうえで、本人に来てもらったほうがいいと思うならその旨を伝えます。家族がとても無理だと言うのならその理由を聞き、治療者が納得できる場合には、そのまま家族だけの面接をつづけます。家族が治療者と話し合うなかで本人の気持ちを理解できて、交流がみのり本人が来ることがあります。

本人が来ずに、事態がどんどん悪化するようですと、訪問心理療法をしてくれる臨床心理士の知人に頼むことにしています。また、悪化と緊急度が強いときは、入院できる病院を紹介する場合もあります。

●審査面接（診断期間に入ること）の了承

▼それでは審査面接に入ると決心したときには、どういうことに注意すればいいんでしょうか?

——まず、患者や家族に審査面接期間の必要性を説明しないといけません。それは「一回お会いしただけではあまりよくわからないので、治療を開始するには不十分です。あと三、四回、詳しく今の状態やこれまでのことを聞いたうえで正式に引き受けるか、それとも他の治療者、他の医療機関に紹介するか方針を決めますが、いかがですか?」と言って、了承を求める必要があります。

▼全員、了承されますか?

——いや、そんな悠長なことを言っていられないと言って、他所へ行く方もおられます。

▼せっかく来られたのに失礼というか、残念ではないですか？
――いや、不十分なまま引き受けるのは、麻酔も滅菌も止血もせずに手術をやるようなものです。それと境界例の場合はとくに、あまりに引きつけようとはしないことが重要なのです。何度もいいますが、不幸な出会いは極力避けるべきです。

●診断期間（審査面接期間）での聞き方の注意点

▼それで、審査面接の了承が得られたあとの注意点はどんなことですか？
――これは、初回の面接につづいて、生活歴・家族歴・病歴・治療歴・治療目標などを聞いていきますが、とくに次の点に関心をもって聞きます。

①行動化の有無、内容、程度、それにたいする本人の態度
②分裂、投影同一視、理想化、不安定な対人関係、極端化などの実際の状態や程度と、それらにたいする自覚の程度
③自己破壊傾向や自殺願望の強さとその傾向にたいする本人の意見
④怒りや、家庭内暴力・器物損壊などの他者破壊傾向の程度と、それにたいする本人の意見
⑤精神病症状の有無と現実検討能力の程度
⑥社会適応の程度
⑦治療目標表明能力の程度（治療目標をどの程度言えるか）
⑧対人関係の特徴

⑨家族の安定性、治療への協力性の程度
これらに焦点をあてるのです。
▼以上のことをうまく聞き出せますか?
——もちろん簡単にはいきません。だいたい、これらは、ふれてほしくないことがかなりふくまれていますし、また患者さんの表現能力が低下している場合も多いので、明確にするのは難しいです。

●聞きだし方

▼そんな場合の聞きだし方の技術はありますか?
——別に技術というものはありません。しいていうなら、境界例の病理に精通していることでしょう。そうすると自然に治療者の関心はそこへいき、前記のようなことが話題になると思われます。たとえば、家族のことを聞いて、家族への不満が話題になったとき、その不満をどうしたか、怒りにつながっていったかどうか、もし怒りを感じたらそれはどの程度か、怒りを表現するのは口だけで止まったのかどうか、などです。

　抑うつも当然、話題になりますから、このとき「自分の存在を消したいと思ったかどうか」と聞いて、肯定したら「自殺を考えたことがあるかどうか」「手段まで考えたことがあるか」「実行しようとしたことがあるかどうか」と、順次聞いていけばいいのです。
▼いきなりじゃなくて、ごく自然にその話題に入っていけばいいんですね。
——しかし実際はかなり難しいことです。それと大事なのは、やっとの思いで言ったという印象が残

れば「これだけ言うのはたいへんでしたね」という気遣いが必要です。

▼そうですね。本人にしたら、言いたくないことを言わされているわけですからね。それから今述べられたなかで、とくに重要なポイントはありますか？

●三つの重要ポイント

a. 自殺、自傷行為、破壊行動を止める決意を引き出す

——まず大事なことは、破壊行為や自殺未遂があった場合には、そうならざるをえなかった心情を思いやると同時に、今そのことをどう思っているのか、今後それをくり返す可能性があるかどうかを聞いていかなければなりません。

それを聞いていきながら、患者が今後はそうした行為をなんとかやめたい、死ぬためではなく、よりよく生きるために治療をするんだといった決意を引き出しておくことは、審査期間の間のひじょうに重大な作業になります。これがまずなによりも最重要点です。この点をあいまいにしたまま、治療に入って、私も患者もかなり苦しんだ覚えがあります。

▼聞き出すのも大事ですが、聞き出したあとの処置も大事なんですね？

——そういうことです。

▼聞くときのポイントとして次に大事なのは何でしょうか？

b. 治療意欲の程度とその内容—本人が治療の主体であることを自覚させる

——第二の重要点としては、治療意欲の程度とその内容です。境界例では、しばしば、自分は特別の

努力をしなくても、治療者が家族やまわりに働きかけてなんとかしてくれるだろうという気持ちをもっている例をみかけますので、自分が治療の主体であること、自分を変えていくことが治療の根本であることを合意しておくことが重要になります。

c. 治療目標の明確化

――また第三のポイントとして、「治療目標を何にするか」も、はっきりしておかなければなりません。

▼でも、境界例の人というのは、「治療に何を求めますか」と聞かれても、答えられない人がかなり多いのではありませんか?

――そうです。だいたい、自分の目標を言えるのは神経症水準以上と考えられています。そこで、それが言えない場合の対応は二つあります。ひとつは、病歴を聞くなかで、治療者のほうが「たとえば、こういう憂うつな点が減って希望が出てくることだとか、自殺したい気が減ることとかを望んでいるのかな」と聞いてあげると同意することがあるので、それを仮の治療目標にしてもいいかもしれません。

もうひとつは「たしかに自分の望んでいることを聞かれても、なかなか答えにくいですよね。だからとりあえずは、自分がどうなりたいのか、自分は何を望んでいるのかをはっきりさせることに、治療の目標をおけばいいかもしれませんね」というようにしてもいいのです。

●家族の苦労を思いやることや、その態度観察も重要

▼わかりました。それ以外に診断期間で重要な点は?

——順序が逆になりましたが、本人や家族は、治療者と出会うまでにかなり疲れていることが多いので、その労苦を思いやることが重要です。とくに家族は、本人との対応や問題行動で疲れきっていますし、またいくつかの医療機関やカウンセリング機関などにたいして不満や不信をいだいていることも多いので、その気持ちをくみとってあげることが大事です。もっとも、家族にばかり目を向け、本人を忘れてはいけません。

家族の話が出たついでにいっておくと、家族が協力的かどうか、家族の治療意欲がどの程度かも重要な点です。それに、まだ未熟な本人にかわって、家族の成員のなかに治療契約を結べるパーソナリティをもっている人がいるかどうかも重大です。

●念入りな準備の必要性

▼診断期をかなり慎重にしなければならないんですね。

——ええ、そうです。治療者はこういうことを聞きながら、ほんとうに引き受けられるかどうか自分の決心を試しているといえます。だって、もし引き受けたら、四、五年間ぐらいは相当の苦労を覚悟しなければなりませんからね。

▼診断期中に、すでに問題を起こす患者さんがいますか?

——もちろんです。診断期間はおよそ一カ月ぐらいですから、その間に行動化が頻発して入院になる

場合もありますし、中断してしまう事例もあります。それから電話を頻繁にかけてくる患者にたいして、電話では一、二分の連絡内容程度にかぎるという制限をしたら、それを不満に思って来なくなる例もあります。

▼患者さんもその間試されているんですね？

——そのとおりです。だいたい、治療とはともに山に登ったり、家を建て直すようなものですから、相当念入りな準備や基礎工事が必要になってくるのです。そしてこの間、治療者の決心だけではなく、患者さんの治療にたいする決心も強化されるようにと考えているわけです。

●治療を引き受けたあとの作業

▼さて、いよいよ診断期をクリアして引き受けた場合、次はどうするんですか？

——当然ですが、患者や家族にまず「引き受けました」と告げることが大事です。

a. 本人や家族への病理の説明

——そのうえで、患者の問題点や病理について、理解できるよう説明することが重要な作業になります。

▼どう説明するんですか？

——それは診断期までで、どのような話になっているかによって変わりますが、かなり話し合われているとしたら、たとえば「あなたの問題点は一応抑うつ状態が基本ですが、それ以外にちょっとしたことで見捨てられ感を感じやすいこと、また悩みや辛さを心のなかにもっておくことができなくて、すぐに自分を傷つけたり家族にイライラをぶつけやすいことも問題です。さらには自分がどうしたいのかといったことに関して自分で考えるのが苦手というのも問題です。まあ、それ以外の問題点はまた面接中に出てくると思いますので、そのとき話し合いましょう。いずれにしても、こうした問題に気づいて改善するようにしていけばいいと思います」といったことです。

▼待ってください。こんなことを言って、患者さんにわかるんですか？

――もちろん、全員にわかるはずはありません。しかし、かなりの話し合いがおこなわれた患者との間ではそれは可能です。それに、たとえ半分ぐらいしかわからなくても、一回でも言っておくのは、一回も言わないよりはましなのです。すぐに全部理解してもらうことなど、もともと期待していませんし、何度もくり返さないといけないと思っていますから。

▼ほとんど理解できないような患者さんでもそうするんですか？

b. 目標は精神病理の共有

▼それはやはり、なるべく相手の理解に合わせます。いかに大事なことでも、わけがわからなければ、それは結局、相手の負担になるだけですから。ただ、本人がわからなくても、わかってくれる家族にだけはちゃんと説明しておいたほうがいいですね。

問題点の説明といっても、かなりの説明は治療が進まないとわからないことが多いので、診断期間で知りえたことの要約を患者・家族にわかるように説明します。まあ、説明の入口みたいなものです。ただなるべくなら、本人と治療者のずれは少ないほうがいいと思いますし、目標を「患者との精神病理の共有」におきます。

▼結局、そういうことが治療に役立つんでしょうね。
——ええ、もう治療そのものといっていいです。治療者が自分の理解を患者に伝える。その患者の反応をみて、また重要だと思えることを伝える。そしてまた患者が反応する。そういったことのくり返しですから、毎回が診断と説明といえます。

●患者、治療者の役割の説明

▼わかりました。それで、次はどうするんですか？
——こうした問題点の解決のために、患者・治療者・家族の果たすべき役割について説明することになります。
▼具体的にはどうするんですか？
——患者にたいしては、①面接、すなわち治療者との話し合いが重要な作業になること、②その話し合いのなかで、自分の問題点に気づいていき、自分でそれらを解決していくことが基本となること、③治療者は本人の気づきを助けるだけで、解決の主体は本人であること、といった説明をします。
▼でも、境界例の人というのは主体性が弱っていて、自分を頼りにして動くことがなかなかできないんでしょう。患者さんのほうから、文句が出ませんか？
——もちろん、そういうことはよくあります。「助けてもらいたいと思って、来ているのに自分で解決しろとはなにごとだ」と言ってきます。この場合は、真の解決とは何かということを話し合い、最終目標は自分で自分を助けることだと伝えて、合意を得なければなりません。

もちろん、患者は相当の抵抗をすることが多いし、容易にこういう合意に達することはできません。達したとしてもすぐに逆転してなるべく治療者に依存しようとします。しかし、たとえ、かたちだけでも、この合意は得ておくべきです。

▼すぐに魔法のランプ願望が出てくるんですね。他の患者さんでもそうでしょうけど、境界例の方の治療者への期待は、かなり非現実的で主観的である場合が多くて、現実の治療者とずれることが多いんでしょうね。

――ただ、このとき、患者の希望をすぐに空想的だと決めつけることはよくない場合もあるのです。患者がそれをまったく受け入れられない状態にいるときです。もちろん「あなたの希望をかなえましょう」というのもたいへん危険です。こうなったら、ずれがあることを、双方が認め合い「ゆっくりずれを埋めていきましょう」という態度が望ましいということです。

●家族の役割

▼それでは、家族の役割はどうなりますか？

――家族の問題はとても重要なんですが、とても複雑です。これは別の項で論じますが、基本的なことだけ言っておきますと、治療協力者になってもらうことです。

したがって、治療のプラスになると思われること（本人の辛さや苦悩に理解を示す、しかし肩がわりせず本人に考えさせ本人に決めさせる、親自身の意見ははっきり言うほうがいいが押しつけずに本人の意見も聞く、命令や指示的にならず提案というかたちで伝えるなど）を促進させ、逆に治療のマイナスになる要因（親の投影、世代間境界の不鮮明、両親間の葛藤に本人を巻きこむ、子どもを混乱させるあいまいな言動、矛盾した言動など）を気づかせ、親にそれを考えてもらうことです。

▼でも、そんなに簡単にプラスとマイナスに分けられるんですか？　それに家族が自分の問題点に簡単に気づけるんですか？

——だから、簡単にはいかないと言ったのです。あなたのような疑問はもっともですから、それにたいする答えは、これから徐々に述べていきたいと思います。

●治療目標の合意

▼①精神病理や病状の説明、②患者、治療者、家族それぞれの役割の説明、③面接が中心になるといった治療内容の説明のあとは、どういう作業が必要になりますか？

——先ほども述べましたが、治療目標の明確化と、それについての患者と治療者の合意です。でも、これは先述したように、治療目標をなかなか言えないこと、言えてもかなり非現実的、空想的、万能的であって、治療者がかなえてあげられるものでないことが多く、この合意はけっこう難しい作業になります。

できれば、診断期のところでこれを明確にしておくのがいいのですが、そうできていなくても、治療の出発点として治療目標の合意は重要ですので、この作業はきちんとやる必要があります。もっとも、治療者がかなりリードしての治療目標の合意になることが多いのですが。

▼具体的にはどんな合意になるんですか？

――これは患者の状態などによって変わりますが、「憂うつ感を改善したい」「不安感が減ると同時に不安に強くなりたい」「安らぎがほしい」「もう少し自分をしっかりさせたい」と明確に言える場合と、かろうじて「わけがわからないけど楽になりたい」と言える程度で、断片的にしか希望を言えない場合とに分かれてきます。

　また、治療目標を言えない場合は「それをはっきりさせることを目標にしましょう」と合意することになります。

　ただ、この治療目標はあくまで仮の目標ですから「憂うつ感の改善」「不安感の減少」「安らぎ」「楽」といっても、患者のイメージと治療者の考えにずれがあるかもしれませんので、たえずその内容の吟味が必要です。また治療目標は変更されることがあるので、そのときどきで、その吟味と合意が必要になってきます。それと、これらをしてくれるのは治療者だという幻想をもつ患者もいるので、作業を実現していくのはあくまで患者本人で、治療者はそれを助けるだけだと機会あるごとに気づかせなければなりません。

▼ただ患者のなかには、状態が悪くて「とにかく楽に死なせてください。安楽死の方法を教えてください」といったお願いをしてくる人がいますが、これにたいしてはどうすればいいでしょうか？

――これはたいへんやっかいなことですが、私なら「そんなことを希望せざるをえないほど辛いところに追いこまれているのですね。たいへんですね」と言って「ここは治療するところである以上、生きるための治療をしますから、その協力はできかねます」とはっきり明言します。そのあとで「とりあえず、死なないと約束してくれるのなら、その追いこまれている事情を聞いていきたいですが」と答えておきます。

▼それとは別に「家を出たいので養子にしてほしい。家族の一員にしてほしい」とか、非現実的な要求をしてくる場合はどうするのですか?

——その場合も気持ちをくみながら、治療者としての営みしかできないと断ったあと、そこまで思わざるをえない本人の気持ちを聞いていき、合理的で実現可能な治療目標に到達できるよう働きかけていきます。

●治療の見通しについての説明

▼次はどうするんですか?

——第一部でも述べたように、患者さんはすべてそうですが、とくに境界例傾向が強くなっている人は、将来どうなるかの不安がひじょうに強いといえます。だからある程度の見通しを立ててあげる必要があります。

▼でもいつごろ治るとか、そんなこと言えるんですか?

——未来に関しては何にしても不確実なことが多いのではっきりしたことは言えませんが、「全然わかりません」と言ってしまうと、患者さんとしては、一生この状態がつづくのではないかと悪く考えてしまう可能性が高くなります。

それで、私はその人の状態に応じて「目安にすぎませんが、あなたのような状態ですと、たとえば三年から六年（場合によっては五年、七年、一〇年ほど）ぐらいはかかるかもしれません」と言います。

でも、「目安にすぎないので、三カ月ないしは半年たってからまた期間について、いっしょに考えましょう」とも言います。

▼これで、ある程度の目安が立てられて安心するかもしれませんね。

――でもあくまで、目安です。だから患者さんがそれに固執するとまた要注意です。

それと、治療者の将来や動静、ずっと転勤はなく一〇年ぐらいはいるとか、半年ぐらいあとに転勤するとか言っておいてあげると安心感が増すようです。

▼見通しについては、他にどんな説明が必要ですか？

――治療中に辛くなったり、寂しくなったり、苦しくなったり、治療をやめたくなることが生じてくること、さらにはそれがもとで破壊的な行動が生じ、危険な場合もあることを言っておき、あらかじめ覚悟しておいてもらわないといけません。これはとくに大事です。

▼そうですね。患者・家族のなかには「治療してかえって悪くなった、治療をはじめる前はこうではなかったのに」と言って非難する人もいますからね。

――ですから「治療をはじめだすと、さらに悪化したようにみえるかもしれません」と言い添えておくのが大事です。そして「状態が悪い場合は、治療してもその悪化をすぐには止められないかもしれませんが、治療しないとなるといっそう悪化するでしょう。だから治療者としては、治療したほうがよいと思うのですが、生じてくるかもしれない悪化にたいしては覚悟してくれますか」と確認をとっておくべきです。しかし、相手が「それなら考えてみます」と言うのなら、深追いはやめたほうがいいです。

ているのです。

●限界設定[44]——治療のルール①

▼ただ、悪化の可能性や治療中の苦しさや危険を伝えますが、それにたいする対策はないんですか？

——対策はもちろんあります。だから今までにも出てきた限界設定についての説明が必要になってくるのです。

▼境界例治療といえば、必ず限界設定ですね。これについて説明してください。

——限界設定はなにも、境界例の専売特許ではありません。ただ境界例でとくにそれが必要になるのは、やはり治療中の危険や行動化が大きいからです。

限界設定とは、治療（たとえば外来治療）には限界があって、それを超えると治療ができなくなるというひとつの限界を設定し、それを超えないこと、超えたら入院治療に移行するなり、その治療をつづけるかどうか、検討するという約束をすることをさします。

私がする限界設定は大きく分けて二つあります。ひとつは、リストカット・大量服薬・自傷行為・自殺企図・暴力・器物損壊などの治療中の破壊的行動の禁止です。もうひとつは、面接場面での治療を不可能にさせることの禁止です。面接室内の器物を破壊する、治療者への暴力、隣室の治療を妨害するほどの大声や奇声、面接が終了しているのに出ていかないなどです。

これは、治療や本人を守る意味では重要なことなので、ときには「自傷他害の行為はしない」といった契約書を取り交わすこともあります。

▼少し、おおげさではないですか？

——いや、境界例にあっては絶えず、行動化に気をつけさせるほうがいいので、それを文書化して、形にしておくことは大事です。寂しさと怒りでいっぱいになって置き時計を投げつけてしまった患者に契約書を静かに見せたところ、はっと反省し、それからはそういう行動化はなくなったケースもあります。

▼しかし、限界を設定され、行動化を禁止される患者さんの気持ちになると辛いでしょうね。

――もちろんです。彼らは好きでやっているわけではなくて、それだけ、すごい重荷を背負っているし、また行動化以外の気持ちの発散のしかたを知らない場合も多いからです。

だから、限界設定にともなう辛さをよくくんであげることはとても大事なんです。まとめていうと、あたたかい限界設定が必要です。

▼子どもの辛さを感じながら怒らざるをえないお母さんの心境ですね。

――そうです。だから、他の治療でもそうですが、境界例治療はとくに子育てや教育に似てきます。それから、限界を超える行動化をしたら、すぐに治療を止めるのではなく、なぜ限界を越えてしまったのか話し合うことも大事です。

▼そうですか。あらかじめ、限界が設定されていると、それを超えた行動化が起きたとき、それをめぐって考えさせやすいのですね？

――そういうことです。もし、いくら話し合っても、限界を守れなかった場合には、そうした対応のできる入院施設のある病院に紹介するとあらかじめ言ってあると、患者さんも見捨てられた感じがせずに安心です。場合によっては、入院先から、面接に通ってくることだってありえるわけです。

●治療の構造枠—治療のルール②

▼それから、限界設定という行動化の禁止以外に、いろいろとルールや約束ごとを決めていく必要があるんでしょうね？

——もちろんです。とても大事です。なぜなら、境界例状態にある人は枠のしっかりしていないことが多いので、まずは治療の構造枠という外的な枠をつけてあげることが大事になります。そして、その外的な枠が、徐々に内的な枠の成長へとつながればいいのです。

最初は、面接の回数・時間・場所・料金などの取り決めです。それから面接時間以外には会わないという約束も必要です。そして、これらはいったん決まったら簡単には変えないほうがいいと思います。

▼でも、こんなことで境界例の人は我慢できますか？ たとえば、電話なんかジャンジャンかかってきませんか？

——ええ、だから電話の取り決めもします。そのときの治療者の条件によりますが、①電話にはいっさい出ない、②出るが、連絡事項ぐらいにして深い話はせず、一、二分で切る、③ある程度（一五分ぐらい）聞いてあげて助言もする、④こちらから電話をかけ直すと告げて、治療者のほうから指定した時間に電話し直す、⑤できるだけ電話に出て、できるだけ話を聞いてあげる、⑥夜中でもいつでも電話は受けてあげる、などといろんな対応があると思われます。

ただ、ここで大事なのは、電話に関する約束を決めたら必ずそれは守ること、守れない約束はしないことです。

境界例にかぎらず、治療者はできないことはしないという原則を、いつももっておくべきです。ただ、できることと、できないことの区別はけっこう難しいんですけどね。

▼でも、いくら約束しても、おさまりきれず、患者さんの自殺衝動がすごく高まっている場合など、どうするんですか？　この場合、①のような電話にいっさい出ないという対応では無理がありませんか？

——それは事前に指示を与えておく必要があります。たとえば夜中に死にたくなるほど苦しくなってくるとします。治療者には連絡できません。その場合は、①そのとき用の頓服薬をわたしておいて服用、②家族や友人といった非専門家に相談、③いのちの電話や自殺予防センターといった相談機関に電話、④精神科救急をやっている病院に相談、といった選択肢を示し、どれがいいか決めさせます。本人が決められないことが多いので、その場合は治療者が指示します[45]。

また、途中で入院が必要になるかもしれないことを告げておくことも重要です。そのときはどういう病院になるか、説明をしておくことも大事です。場合によっては一度、受診させて病棟を見学させてもらったり、入院先の治療者と顔見知りになっておくことがいい場合もあります。治療者が背後にいろんなネットワークをもっていることを知ると、患者の安心感が増し、入院が必要でなくなる場合もあります。

▼それと、もうひとつ思ったことがあるのですが、この限界設定にしろ、治療の構造枠にしろ、治療のルールは別に一定のものがあるわけではなく、それぞれの治療者と患者によっていろんなものがあるんですよね。

――そういうことです。たとえば心理臨床家の西尾和美氏(46)は、あるアメリカ人境界例女性にたいして、面接は週二回、電話は真夜中にでも応じるという設定でみごと治療に成功しています。
▼すごいですね。私にはとうてい無理な話です。
――なにも「あなたにやれ」とは言ってません。そのくらい、限界設定や治療構造といっても多彩で柔軟性があるということです。ただし、一度決めてからは、よほどの理由と双方の深い納得がないかぎり変えないほうがいいです。

●入院治療がいい場合

▼しかし、ケースによっては最初から入院治療がいいという場合もあるんでしょうね。
――ええ、そうです。私は病棟をもっていませんが、次のような場合、入院を勧めます。
①自殺傾向がかなり強い場合
②自傷行為などの自己破壊的行動、暴力などの他者破壊的行動が強く、そのコントロールが難しいとき
③退行状態がひどいとき
④精神病状態が強く出て、治療契約が難しいとき
⑤本人が入院を希望し、その入院理由が正当なとき（休養、心の整理など）
⑥危険な状態ではないが、外来だけでは治療がなかなか進まず治療のいっそうの進展をはかる必要のある場合。このときは、境界例治療をある程度できる治療者が主治医になることが望ましい。

以上ですが、実際はもっと複雑で多様です。それから、どんな病院に紹介するかは、そのときの本人の状態、自己コントロール力の程度、自覚や治療意欲の程度などによって決めることになります。要するに、①から④のように限界を越えたときが入院の適応になります。なお入院治療の実際に関しては、牛島定信の著作『境界例の臨床』を参考にされるといいでしょう。

●治療に入るまでの整理―診断期間も実は本格的な治療期間

▼今までのところを整理させてもらいますと、①境界例的匂いを感じとる、②診断期間に入るという治療者の決心と患者・家族への説明と了承、③診断期間での聞き取り、④治療を引き受けることの伝達、⑤精神病理や病状の説明、⑥患者・治療者・家族の役割の説明、⑦治療内容（面接が中心）の説明、⑧治療目標の合意、⑨見通しの伝達、⑩限界設定とその合意、⑪治療の構造枠の設定とその合意、になるんですね。

――そういうことですが、現実はそんなにすっきりいくものではありません。今のは、私にとっての理想型であって、実際はごちゃごちゃになることが多いのです。

とくに診断期と治療期とは分けたほうが理想ですが、実際はなかなか区別できるものではありません。また診断期といっても、そのときの聞き方や接し方にすでに治療的な色合いが染みてきていますし、治療期といっても、面接ごとに診断しているわけですから、理屈のうえでも区別はしにくいかもしれません。

だから、診断期間とは、本格的に引き受けるまでの準備・基礎作業だといえます。「入口が出口を決定する」ということがありますが、境界例治療のような複雑でかなりのエネルギーと長期の時間を要する営みではとくにあてはまることです。その意味では診断期とはいちばん重要な治療期間かもしれません。

●治療経過について—最終目標は自立

▼それで治療はどうやって展開していくんですか？

——それは、もう千差万別です。思いついたことをいいますと、まず最初は主訴、苦しさ・怒り・不安などに関連した訴えや感情や体験が話され、治療者との間でそうしたことの共有ができてきます。

そして仮に、治療が非常にうまくいったとしたら、あの境界例の三大特徴が徐々に改善され、一人の人間としての成長が可能になるのです。

つまり、分裂・投影同一視・理想化・否認といった小児的思考（原始的防衛機制）が少なくなり、自分の感情（主に抑うつ的な面）を認識・実感できるようになります。そして感情も分化し、またそれらを統合することが可能になります。

したがって対象関係も部分的なものから全体的なものになり、治療者や家族といったまわりの人について、よい点もあれば悪い点もあるというように認められるようになるし、自分も両方の面をもっていると認めることができるようになります。初期に起きやすい治療者への理想化、家族への一方的攻撃が修正・緩和されるのです。また、行動化が減るようになって、そのかわり言葉によって感情を表現できるようになり、怒りやイライラにたいするコントロールが増大してきます。

いろいろな感情が観察・統合されるなかで、しだいに自分がまとまってくるようになり、自分が何を欲しているか、自分はどういう人間か、どう生きていったらいいかがみえてきて、自己同一性が確立します。また、隠されていた感情について言えるようになることで、仮の自己にかわって真の自己の誕生が可能になります。このようななかで症状は軽減し、社会的活動が増し、また他の人間関係もできることで治療者からの独立も可能になってきます。

うまくいく場合には、今述べたようになるのです。

●治療の実際

▼ところが、実際はこうしたことがうまくいかないというか、困難に出会うことが多いんですね。

——そうです。そしてその困難との格闘が治療なのです。

▼どういう困難かはあとでまた聞くとして、治療の初期はどういったかたちで進めていけばいいんですか？

——これもやはり、千差万別です。しかし、初期の患者たちを大別すると、治療者を理想化したりしがみつく傾向の強い人たち（かりそめの陽性転移にある人たち）と、拒絶、不信、否認の傾向が強くいやいやながら通ってくるか、通わされる（陰性転移が強い拒否的な人たち）に分かれます。

この二つにたいしてはそれぞれ対応がちがいます。外来に通えるのはおおむね前者の人たちに多いので、まずは前者の人たちへの対応から述べます。もっともこの二グループの中間型もあるし、また陽性の裏に陰性感情があるし、また逆の場合もありますので留意しなければなりません。

●初期治療①──話のわかりにくさにたいする注意

▼では、初期はどうするんですか？

──他の病気の患者さんと同じく、患者の訴えや体験や気持ちを傾聴していくことが中心になります。これは初期にかぎりませんが。

ただ、傾聴といっても、境界例状態にある人たちの話は、一方的だったり、飛躍したり、自分流の論理だけを使ったり、突然に関係ない話がはいったり、主語や目的語がはっきりしなかったり、時間の順序がばらばらだったり、接続詞の使い方が強引だったりします。鈴木茂[34]のいうように、境界例患者は感覚的言語使用に巧みな反面、言語の社会的・慣習的用法から逸脱する傾向をもっていますので、しばしば話がわかりにくくなって困惑させられることがあります。ただ、分裂病で思考滅裂にある人よりはわかりやすいですが。そして妙なことに、境界例の治療者はしばしば、境界例患者の話がわからないのは自分のせいだと考えてしまうことがあります。

▼治療者も投影同一視を起こすんですね。でも、こんなときはどうするんですか？

──二つに分かれます。明確化、直面化などの質問や、文章の補いや、訂正といった介入をして、なるべくわからないことを少なくする方向と、しばらくは彼らの話を尊重して傾聴をつづける方向に分かれます。境界例患者は自己愛の強い人が多いので介入されることをすごく嫌がりますが。

▼それで、結局どうするんですか？

──経験からいえばやはり、前者をとったほうが治療的だと思います。わからないまま聞いて、あまり治療的だった印象は残っていません。

▼でも、今言われたように、介入して、腹を立てたり混乱したりしたことはないんですか？

——ええ、だから、相手の状態をみて慎重にやらないといけません。ただ「私はあなたの話を尊重したいので、しっかり理解したい。したがって、わかりにくいところがあると質問しますがいいですか」と合意を得るようにします。

▼いつも、合意が得られますか？

——いえ、そうならないときもあります。そうしたときは、ひと言「私はあなたの話をわからないまま聞くけどいいですか」と言っておき、面接記録に記載しておきます。そうするとあとで「先生、全然わかってくれてない」と怒ってきたとき、そこの部分を見せることで、本人の一方性に気づいてもらいます。

▼介入することの治療的意味はどんなものですか？

——あたりまえですが、話し合いとはわかり合うことで、それで関係も深まり、またさらに次の問題も話し合えるわけです。だから治療に際して相互理解という基本的な点を共有することです。次は、境界例患者の問題が、彼らの話しぶりと密接に関係していることなので、話しぶりが訂正されることによって、彼らの問題も少なくなってきます。これは実際は簡単ではありません。第三は、治療者への理想化を訂正できる（脱錯覚）ことです。患者は、しばしば治療者は全部わかってくれるという万能的期待をもつわけで、これを訂正できるいい機会になります。

▼わかりましたが、ただその万能的期待を少しは満たしてあげることもいいことではないんですか？

——そんな気になったときがありましたし、そうせざるをえないときもあります。たとえば幼児が意味不明のことを一生懸命言っているとき、一生懸命聞いてあげる親の心境のようなものです。ただ、これが治療的であるかどうかは、もう少したたないとわからないと思います。

●初期治療②——初期の話題

▼それでは、境界例の方は初期にどういうことを訴えられたり、話をしたりするんでしょうか？

——これも千差万別です。だいたいが診断期に述べられたことと関連する主訴や問題点が話題になりますが、ころころ変わることもあります。

思いついたままあげてみますと、「対人関係がわからない」「まわりから嫌われている」「まわりに迷惑をかけている」「夜、眠れない」「こわくてしかたがない」「憂うつでやる気がなくなってしまった」「殺したいほど親が憎い」「前治療者にすごく腹が立つ」「物を壊したくなる」「手首を切りそうになる（実際に何度も切ってしまう）」「死にたくなってしまう」「記憶のないところがある」「声が出なくなる」「歩けなくなる」「チック（顔面の痙攣）が出てくる」「（胃や腰や足が）痛む」「過食や拒食がある」「過呼吸発作や失神発作を起こす」「何度も確認せざるをえない（強迫行為）」「ふつうの生活ができない」「外界がベールを被っている」「自分のすることに実感がない」「安心感をもらいたい」「虐待ばかりされて辛い」などと浮かんできますが、まだまだ出てきそうな感じがします。

▼もうそのぐらいにしてください。聞いているだけでしんどくなってきました。

——ほんとうにそうですね。言っている自分もうんざりしてきました。

▼これら初期の話題をまとめてくれませんか。

——結局、前のところでまとめた症状（①神経症症状、②気分や感情の障害、③欠陥意識、④対人関係の症状、⑤衝動行為、⑥精神病症状）と不安・孤独・見捨てられ感・怒り・自己のなさといった訴えにまとめられます。ただ、これらはひとつとはかぎらず、いくつもの症状や訴えが連動して、ある症状を話題にしていても、次にはもうちがうものに変わってしまう特徴があります。治療者は話のチャンネルの切り替えについていくかどうかは別にして、そのことをよくわかっている必要があります。

第一〇章

境界例の治療ポイント――全期間にわたる

▼初期が進んで中期になっていった場合の治療ポイントとしてはどんなものが考えられますか？

――とにかく、初期も中期もいろいろなポイントがあり、とても全部を網羅することはできません。ただ、いろいろな難しさのなかで、怒りや行動化や分裂、むなしさ、深い自己否定にたいしてどうするかは、とくに治療者の悩みの種ですね。

そこで別のところで、怒りや行動化にたいしてどうするかを少し述べます。その前に、すでに述べたことと重複するかもしれませんが、いくつかの治療ポイントを述べておきます。

▼初期と中期の差はないんでしょうか？

――ないとはいえませんが、それこそ境界例治療の経過は千差万別で、どこからが初期でどこからが中期とはいいにくいところがあります。しかし、あえていえば、

①とても話し合いにならない時期（初期）から、多くの問題点、たとえば分裂・苦や責任の移しかえ、話のチャンネルの切り替えのひどさなどを残しながらも、かろうじて話し合える段階（中期）。
②行動化・約束違反が頻発する初期にくらべ、徐々に行動化が減り、かなりのきっかけがないと出てこなくなる中期。行動化については最初からあからさまに出す場合と、最初期は静かにしていながら徐々に出てくる場合とがある。
③自己否定の真っ只中にある初期から、少しでも肯定的な自己の芽生えを見つけていける中期。
④「自分のなさ」がひどい初期から、少しでも自己形成、自立を考え出す中期。
⑤治療者にたいする信と不信のひどい分裂が目だち、かなり不安定な治療関係である初期から、曲がりなりにも治療者を全体としてみようとする方向にいき、表面的には安定してみえる中期。
⑥他責的傾向で被われていた初期から、少しでも自己責任を感じだす中期。といったことがいえますが、これはあくまで、ある種の例にすぎません。

▼だから、初期も中期も、問題点や治療ポイントは一貫して同じようなものが流れるんですね。

――そうですが、もちろん中期になったほうが、より突っこんで、そうしたことを話し合う余裕が生まれてきますが。

▼そうすると、境界例の終結期はどうなるんでしょう?

――第一部でもいっているように、治療には終結はなく別れしかありません。境界例も例外ではありません。境界例のもつ問題点はわれわれ健常人といわれている人のもつ問題点とかなり共通・連続したものがありますから、それら問題点が消滅するなどということはありえないのです。

▼では、仮の終結を第一部のよき別れとしたら、どういうものになるんでしょうか？

——私自身ここ二六年間で、二〇〇〜三〇〇例の境界例の方に会っていますが、よき別れを体験したのは五〜一〇例ぐらいです。ですから、あまりたいしたことはいえませんが。DSM—Ⅳに出てくる九つの問題点がある程度減る、あるいは小児的思考だけではなく成人的思考も発達する、行動化よりも言語化のほうが優位になり周囲の人との関係が安定し出す、曲がりなりにも自立ができ自己を少しは肯定できるようになる、治療者と別れてもなんとかやっていける、こうしたことができるようになったとき、よき別れになります。

▼いずれにせよ、初期・中期・終結期を通じて、一貫して流れる治療ポイントを教えてください。

——それは、すでに第九章で述べたことと重複すると思いますが、まとめてみましょう。

●苦の移しかえ、苦の消去幻想にたいして(47)

——境界例患者が、辛さや苦悩を治療者に訴えることで、それが治療者に移しかえられ、消去されるという幻想については、すでに述べました。こうした幻想にたいしては、とりあえずそれらを聞き、苦悩の背景、構造をともに考え、本人がそれを引き受けていくような働きかけをおこなっていきます。

▼患者さんは自分の消去幻想が破られることで、怒りをぶつけてきたり、パニックになったりしませんか？

——もちろん、そういうことはよく生じます。だから、治療者への攻撃性やまとわりつきがひどくなったり、行動化が起きたりするのですが、そういう治療継続困難といった状態でも、関係が治療者によってもちこたえられていると、苦悩と葛藤と自分自身とを患者が実感するときがあります。それは本人にとってかなり辛いことですが、関係は壊れないし、その結果、自分も壊れないという事実から、患者は主体性とその実感とを自分のものにしていくのです。

●自己決断・自己決定の醸成

——患者は自分というものがなく、なかなか自分で決めたり決断したりできません。したがって自然と、治療者に決めてほしがる態度が強まるのですが、これにたいしては、自己決断のたいへんさを思いやりながら、できるだけ自己決定させることにします。治療者は、意見を言ってもいいのですが、それをどうしていくかは患者の責任であることをいつも明確にしておくことが大事です。

▼でも、前著[6]にも書いてありましたけれど、決断というのは誰にとってもすごくたいへんなことですよね。ましてや境界例の方など、いっそうたいへんなように思いますが。

——ええ、だからいきなり「決めなさい」という態度ではなく、「ここの点、決めるのは僕(治療者)かな、それともあなた(患者)かな?」と考えさせたり、「決めるって大事だけど、すごく難しいし、たいへんなことですよね。だから急がなくていいですよ」とか、「決めるのはたいへん苦しいよね。だけど、これが成長につながるんだけど」といった、相手への思いやりと自己決定の重要性をそれとなく伝えるかたちで、自己決断が治療の重要テーマであることを浮き彫りにしていくのです。

▼そして、この自己決定ができるにしたがって自己が形成され、治療が進むんですね。

――そういうことですが、それが難しいわけです。

●両面性に気づかせ、絶えず統合を考えておくこと

――境界例の分裂機制は、先述したように、真っ二つに裂けるといった強いものですので、絶えず、その分裂機制による極端化、よい点か悪い点かの二つに分ける分裂が生じます。そこで両面性に気づかせ、統合を進める知恵を育成する必要があります。

▼でも、そんなに分裂していて統合が可能なんですか？

――分裂、分裂といいますが、完全に分裂しているのではなくて、どこかでつながりはあるのです。そうでないと、治療は成立しません。仮に、まったく悪い面しかみえていなかったら、治療者も全面的に悪くとられるわけですから、治療者のもとに通ってこないことになります。だから、治療者を攻撃している背後に、治療者とつながりたいという気持ちが動いているのをみておく必要があります。

▼それにしても、統合なんて簡単ではないんでしょうね。

――まったくそのとおりで、本人に別の面をみせたり考えさせたりするだけで、すごく怒りを生ずる患者がいます。少しでも自分のスタイルに介入される辛さなのか、別の面をみなければならない辛さなのか、この「結合・統合への怒り[48]」は、ものすごいものがあります。ですから、本人の分裂機制を尊重しながら統合を進めるといった矛盾した態度をとらなければなりません。

▼治療というのは、矛盾や二律背反をふくむとはこういうことですね。

――ええ、それは他の面でもいえて、たとえば理想化の機制をやむにやまれないものとして尊重しながら治療者の現実に気づかせること、移しかえ現象の必然性を理解しながら自己の感情をみつめさせること、感情の統御の困難さを承知しながらコントロール力を高めることなどが、困難ですが重要なポイントです。

●治療の継続に執着しないこと―先発完投型から分業制へ、チーム治療の重視

――治療中、患者は治療者への幻想性を捨てきれないとき、直面する治療者に不満や怒りを向け、治療が中断しがちになることがありますが、このときは深追いしないほうがいいのです。患者は、また他の治療者のところへ行くかもしれませんが、真実を示しておくほうが大事です。治療者は、境界例患者に多大のエネルギーを注いでいるので、切れるのを残念がって、つい幻想に応じようという態度になりやすいのですが、これは危険です。執着するのはなにも患者だけでなく、同じ人間、〝凡夫〟である治療者にとってもそれは強いのです。

▼でも、これだけ多大のエネルギーや誠意をつぎこんだのに、ちょっと現実に直面させただけで、中断したり、他へ行かれるとたまりませんね。とくにこれから核心にはいろうとするときなど、今まで何をやっていたのだろうと思いたくなりますね。

――途中で、中断したとしても、それまでの営みは無駄ではありません。患者さんのどこかに根づいているわけですから。それから、他の治療者のところへ行ってもらうならそれもいいのです。われわれは広い意味でのチーム医療をやっているのですから。

▼どうしても、自分ひとりが最後までみなくてはという気にさせられるんです。
──その気持ちはわかります。でも、境界例治療ではとくに、先発完投型発想はやめて、絶えず中継ぎ・抑えの治療者も考えておくこと、また治療は分業でチームでやっているのだと考えたほうがいいのです。患者は治療者の持ちものではないのですから。
▼すみません。そこのあたり、つい自分だけしか治せるものはないと思い上がってしまうんですかね。
──だから、万能感や幻想をいだきやすいのは、患者だけではなく、治療者のほうも相当なものがあるということです。

●患者の心の整理・方向づけを助けてあげること──答えやすい質問の工夫

──患者は自己検討能力が落ちていたり、自己の感情の気づきや気持ちの整理・方向づけができないことが多いといえます。とくに、先述したように自分が何を求めているかなどはもっともわかりにくいところです。こんなとき治療者は、患者が真に何をを求めているのか、わからせるような質問を適当に組んでいくことが大事になってきます。
▼それは、そうですが、具体的にはどうするんですか?
──ケース・バイ・ケースですから、これといったマニュアルはありませんが「今、何がしたいのかを言うのはとても困難だと思うけれど、何か浮かんでくる?」とか、「あなたは勉強と遊びなら、どちらのほうが好きかな?」とか、「怒り・くやしさ・寂しさ・すがりたい気持ちといろいろあるけど、今、感じているので強いのはどれに近いかな?」といったことです。

▼なるほど、治療者のほうで表現の困難さを思いやってあげたり、二者択一的質問や三択問題にしてあげて、より答えやすくするんですね。
——そうです。自分で表現するのはなかなか難しいでしょうから、こういう教育的・育成的態度も大事になります。
▼ほんとうにこうした点では、たいへん微妙な知恵が要請されますね。このあたりを考えると、治療学とは対話学・質問学ではないかとも思わされますね。
——そういえば、前著(6)でもそう書きましたが、これは治療学にかぎったことではないと思います。

●患者の自立に向かう行動への対応

▼患者さんというのは、こんなふうにして自分のしたいことがふっと浮かんできたり、少しよくなってくると自立に向けていろんなこと、親との対話・対人関係・仕事などをしだすんですが、わりと失敗して悪化することも多いんですよね。
——ええ、最初は彼らの幻想性ゆえに失敗することが多いのですが、そんなときは試みただけでもよかったと評価してあげることが大切です。ただ、やみくもに何かしようとするときは、その結果がどうなるか予想を立てさせ、なるべくそのことを治療者と話し合って患者さんに決断させることです。そのとき大事なことは、もし途中でやめることがあってもそれはいい経験だったと、肯定的に受けとめることがポイントです。

　他に注意すべきことは、この自立行動については、急ぎすぎているときには抑制を、引っこみすぎているときには促進刺激をというのが原則です。つまり出すぎているところは抑え、足りないところは補うというのが治療の原則です。もっとも、いちばん大事なのは相手の気持ちに添うことです。

●内面の感情表現を助ける

——患者は自分の心や感情の動きにたいする気づきに弱く、また自分の感情・関心・空想・希望などをうまく表現できないことが多いので、そのぶんだけ行動化しやすくなりますので、治療者はその表現を助けてあげることが大事になります。

▼どうやって、その表現を助けてあげるんですか?

——患者に、説明や陳述を求めても無理なら、直接こちらから「今、悲しい気持ちでは?」とか「怒っているのでは?」と推測してたずねてもいいのです。親や治療者をすごく非難する患者には、「あなたが怒っているのは、実は自分自身にたいしてではないの?」と、ズバッというときもあります。

▼患者さんが、それを受け入れればいいですが、そんなことはないと反発したらどうするんですか?

——むしろ、それはチャンスです。反発した場合は「うん、先生もまちがうときあるからね。で、どこがちがうか言えそうかな?」と言って、話し合いにもちこめるのです。そして感情や怒りや責任をめぐって、本人の気づきが深まる可能性があるわけです。

▼そうすると、治療者の推測的発言があたっていなくても、患者の洞察を進める一歩になるわけです

ね。

――そういうことです。だから、むしろ素直に受け入れるより反発してくれたほうが、お互い手応えのある話し合いができる可能性があるのです。でもね、何を言ってもいいわけではありません。やはり、境界例や人間の弱点に精通し、そしてここというタイミングで言わないといけません。

▼そのタイミングとは？

――境界例治療のポイントとして、よく「here and now（今、ここで）」の重要性が言われていますね。境界例状態にある方は検討力が弱っているので、過去の古いことや、治療の場面からかけ離れたことを話題にしても、ついてこれないことが多いのです。その意味で今、ここで治療者に怒りや寂しさや執着などを感じているときに、それを話題にすると、タイミングがいいといえます。もっとも、いつでも「here and now」に固執するのも感心しませんが。可能で必要であれば、過去の話題を話し合って、現在に統合することも大事な作業になります。

●ユーモアやゆとりの必要性

▼でも、こんな真剣なやりとりばかりしていると、疲れませんかね？

――ええ。だから、ときにはダジャレやユーモアも必要ですよ。

▼えっ、そんなことをしたら、治療時間が無駄にはなりませんか？

――いや、無駄こそ必要なものなのです。これは境界例にかぎらず、うつ病・心身症タイプの会社人間にもいえることですね。洒落やユーモアを言うことで、患者さんは、治療者の意外な面を発見してほっとするときがあるのです。

▼そうでしょうね。いつでも、相互検討や自己洞察、自己決断の話ばかりだと、しんどくなってきますからね。先生はそんなにダジャレがうまいようには思いませんが。

——そうですよ。わが友人のK先生（私のダジャレの先生）にくらべれば足元にもおよびませんが、下手くそなダジャレでも、なんとかゆとりやリラックスさせようとする治療者の気持ちは通じることがあります。真剣な治療作業だけより、ときどき休みともいえるようなダジャレを入れるほうが長続きするし、話し合いも深まる可能性があります。

●長期戦の覚悟と準備

——境界例の治療は長くかかるし、しかもその間は困難の連続であるという覚悟をしておくべきです。土台から家を建て直すようなもので、慎重でかつ積極的な対応がつねに望まれるからです。欲求や怒りや衝動のコントロール・行動化するかわりに感情を言葉として表現できること・自己確立・自己決断・対人関係や社会生活上の自己実現・成人的思考の育成など、どれをとっても、長時間の根気のいるくり返しが必要になってきます。したがって、治療者の苦労は相当のものになるので、自分なりの覚悟も必要ですが、自分を支えてくれる治療者仲間やスーパーバイザーの存在も重要なのです。

▼孫子がいうように、軽々しく戦いというか治療をはじめてはいけないということですね。

——そうなのです。軽々しく安易にはじめると、治療者が苦しむだけでなく、患者・家族にたいへんな迷惑をかけることにもなります。
▼辻先生がよくいわれるように、できないことはしないようにしなければいけませんね。
——そうです。まったくそのとおりで、治療の根幹です。
▼でも、できることと、できないことの区別を、どうやってつけたらいいんですか？
——これは、辻先生からうかがったのですが、もし、できなかった場合に生じてくるかもしれないことを自分が引き受けられるかどうかを考えていくと、おのずと区別がわかってくるということです。

●欠点の是正より、よいところを伸ばすという発想でいくこと——開発

——境界例状態に特有の分裂や投影同一視、行動化、怒りなどがつづき、なんとかそれを是正して気づかせようとしてもうまくいかず、治療者が疲れはててしまうときがあります。

そんなときは無理に是正しようとせずに、分裂のよい点として、嫌なところをみなくてすんでいる点、投影同一視なら「人のせいにして傷つきを回避している点」、行動化することで発散できている点、怒りが変革のエネルギーになるという点をみてあげ、その長所を尊重してあげたほうがうまくいく場合もあります。そのうえで、そうしたよい点を生かすためには分裂機制だけでなく統合的視点も獲得したほうがいいこと、投影同一視だけでなく少しは自分の責任を感じたほうがより対人関係もうまくいくこと、自由に他責的態度と自責的態度を使いわけられるようになること、行動化も意識してやれるほうが破壊的になることなく発散の効果が得られること、なるべく生産的な怒りの出し方を覚えたほうが世の中をわたっていきやすいことなどを話し合います。

▼お話はよくわかりますが、実際は難しいんでしょ？
——それはあたりまえです。しかし、私の経験では、彼らの小児的態度や行動化を彼らなりの必死の表現と尊重するほうが、そうしないよりは治療が進むことを実感しました。
▼いわゆる、症状を生かすという発想ですね。
——そうです。それは、人格障害の場合もそうです。各人格障害のそれぞれの特徴は、それらをうまく生かせる主体性や「自己」が十分育っていないので、害をもたらす否定すべき点となってしまうのです。ですから私は、患者・家族との間では、人格障害という言葉を使うよりも人格未成熟、人格未発達という言葉を使い、これから不十分な点を伸ばしていく、あるいは開発していけばいいのだと話し合いをするときがあります。

　また、境界例状態に陥りやすい方は、ものごとを極端に考えやすいところがあり、これはよくなってからも、なかなか変わらないようです。だから、よくなって自分の今までを見つめ直したとき、自分が分裂機制や投影同一視といったあまりに子どもっぽい思考をしていたことや、行動化といった恥ずかしいことをしていたことを実感させられ、かなり抑うつ的になってしまうときがあります。そんなときも、小児的思考や行動化のプラスの点を言ってあげ、また抑うつ的になること自体も、成長のプロセスだということを話すと、かなり気を楽にされます。

　さらに、境界例の方に「あなたは勘が鋭すぎて、人の感じないところまで感じてしまう。それで平均的な人より、よけい苦しむのかもしれませんが、実はそれはかなり素晴らしい能力のひとつですよ」と伝えるのも自己肯定につながる場合があります。

●初期の限界設定や構造枠を守りつづけることの重要さ

——治療の初期にルールを決めたり、限界設定をしておくことはとても重要なんですが、それを柔軟にですが、守りつづけることはもっと重要です。

▼それはそうですね。限界設定と構造枠を取り決めたらそれで済んだ、となると楽ですが、そんな甘いものではなく、患者さんは絶えず、これを破らざるをえない問題点を抱えているわけですからね。

——そういうことです。患者は絶えずルール違反をするし、治療者も患者の心情を考えるとついつい、そのルール違反を許容しがちになります。

これに関して、私の失敗例、苦い思い出をともなっている例をあげます。私は自己愛が強いのであまり言いたくないのですが。それは、二〇年ちかく前にある重症の境界例患者を受けもったとき、限界設定をしたのですが「リストカットだけが、私の生きる支えなのです」という患者の言葉に負けて、そのリストカットにきびしい態度をとらなかったのです。その結果、彼女は苦しいときは、リストカットをする癖がつき、それも深く切らないと気が済まないようになってきたのです。ついには、血中で酸素を運ぶヘモグロビン（血色素量）が、四・二g／$d\ell$（通常の1／3）にまで低下し、患者を死の淵にさ迷わせるという苦い経験をしました。幸い患者は、私の先輩のとても優れた先生に引き継いでもらうことになり、今は良好な状態になっています。

▼よかったですね。

——ええ、その先生は今も私の畏友で、よき助言をいただけるのですが、ほんとうにそういう先生がそばにいてくれたことを、深く感謝しています。それと、この苦い経験は、限界設定を守りつづけることの難しさをしみじみ感じさせてくれたのです。

●薬の使い方—幻想性を与えないこと、上手に使うよう教育すること、薬の有効性や副作用にたいする共同探求の重要性、薬の魂を生かすこと

▼薬の話に移りますが、薬は境界例治療では、まったく役に立たないのでしょうか？

——そんなことはありません。要は使いようです。境界例は、今までの記述でわかるようにたいへん難しい面がありますから、薬の使い方もひじょうに困難です。それで一部に、薬などまったく役に立たないという誤解が生じたのかもしれません。

▼どう、使えばいいんですか？

——ケース・バイ・ケースですが、薬にたいして拒絶的で不信感をもっているタイプと、薬にたいしてそう違和感はない、むしろほしがるといったタイプがあり、それによってちがってきます。もっとも薬にたいする態度はそんなに簡単なものでなく、かなり多種多様ですが。

薬にたいして拒絶・不信を向ける人にたいしては、やはりその不信の理由を聞いていきます。多くの場合、依存性、副作用といった一般的な心配から「薬によって自分が変えられる」ことへの恐怖が明らかになる場合があります。このときは、その心配・恐怖を思いやりながら、薬にたいする正しい説明を淡々とします。そのうえで「薬は、貴方の苦しさを少しは楽にしてくれるのに、利用しないのは惜しいね」というぐらいにしておいて、利用するしないは本人の意志に任せます。

利用したがる人には、薬にたいする期待を聞きます。たいていは、すごい幻想をもっていること

が多く、飲めばすぐに効いて一発で楽になるという期待感をもっていることが多いのです。この場合は前者とは逆に薬はあまり効くものではないし、使い方によっては、副作用のほうが多く出るかもしれない」と言ったうえで、「もし期待するような効果が出なかったり、逆に悪化したらどうしよう」とつづけます。そして薬にたいする正しい認識、あくまで補助にしかすぎないことをわかってもらいます。

薬が正しく使えるようになるには、量や種類をそのつど話し合って調節する試行錯誤をくり返して、徐々に使い方を覚えてもらうようにします。こうやっていると、薬をめぐってのトラブルは徐々に少なくなり、また薬は補助にしかすぎず、治す主役は自分だと気づいていく可能性がありまず。それと、大事なのは一度に大量の薬をわたさないことです。これは、もちろん大量服薬という危険を防止するためです。

▼いずれにしても、薬に過度の不信感も幻想性も与えず、また薬や治療者への理想化を防いで、薬の使い方を共同探求する、そして徐々に本人に治療における役割・責任を自覚してもらうことが狙いなんですね？

――そうです。薬も魂をもっているので、上手に使ってあげてその魂を生かすのです。

●自殺願望、自殺行動にたいする対処

▼自殺をふくめて、自己破壊行動はもっとも治療者を悩ませると思いますが、この点はいかがですか？

――そうですね。この問題はほんとうに難しいところがあるので、詳しくは別著[*]で述べますが、簡単にふれておきます。あなたがいうように、自殺の問題は治療者にとって、いちばんしんどいことで、とくに自殺が遂行されてしまったあとの治療者の無力感、罪責感はひじょうなものがあります。

（＊注　筆者は、『うつ病（または難治性うつ病）の治療ポイント』の発刊を計画している。）

▼でも、境界例の患者さんというのは自殺のそぶりをするだけで、ほんとうは自殺しないのではないですか？

――とんでもない話です。実際に自殺を成功させる人は、かなり多いのです。たとえば、ガンダーソンの資料ですが、境界例五七名のうち、四三名が自殺企図をおこなったという報告があります[(50)]。また、高橋祥友[(49)]の著書のなかのペリーによれば、境界例は致死性の高い自殺企図をおこなう率が高いという報告をおこなっています。境界例人格障害の四二%は、救われる可能性のひじょうに低い状況で自殺をはかったとのことです。わざと自殺のふりをしているなんていうのはとんでもない話で、彼らとしては、自殺の行動が必死の叫びなんです。

▼失礼しました。やはり、辻先生がいわれるように「死にたい」と言う人は、言わない人にくらべ、自殺率が高いのですね。「死にたい」と言っている人にかぎって死なないというのは俗説ですね。それで境界例の自殺行動の原因はどんなものがあるんですか？

――それは、一般の方で自殺する人とそんなに変わらないと思うのですが、少しそれについて考えてみます。

まず、いちばん大きい原因は、治療者や家族といった、ガンダーソン[(44)]が一次対象と呼ぶ重要人物との関係が、危機に瀕したと感じたときです。

たとえば、治療者が、患者の自殺企図を心配して、いつも治療者の連絡先を教えておくとします。最初のうちは患者はそれで安心していましたが、途中で電話が通じないときがあり、患者は大量服薬をして死亡してしまいました。ガンダーソンの本[44]のなかの例です

▼今のように、治療者の意図とは反して、患者さんを引きつけておきながら電話が通じず見放すことになると、患者さんは絶望的な気持ちになるでしょうね。

——だから、この場合は、いつも連絡がとれるという不可能なことを約束してしまったことに問題があるのです。そんなときは「もし、連絡がとれなかったときは、たいへん辛いと思うけれど、どうしたらいいかな?」と言ってあらかじめ話し合っておくべきです。やはり最善は、できない約束はしないことです。そうすると患者は、必要以上に期待をもたなくなります。

▼ある境界例の患者さんの口癖を思い出しました。「見捨てられるぐらいなら死んだほうがよっぽどましだ」と言っていました。

——ある意味で真実ですね。人間はつながりのなかで生きているわけですから。

▼その他の目だつ原因としては?

——絶望感や自己否定のとくに強い方です。また自分だけでは死にきれない、治療者に見守られながら死にたいと、死に場所を求めてクリニックへ来たという方も多いです。

▼どうされるんですか?

——どうもできません。ただ、治療が終わるまでは死なないという約束（限界設定）をして、その絶

望感の歴史や意味をいっしょに探っていきます。その過程で、患者が治療者との対話やつながりに意味を見いだし、それがひいては他者とのつながりにも意味を見いだすようになり、少しずつ希死念慮は減ってくるという体験をしています。

▼そうなったらいいですが、もし、電話なんかで、突然「死にたい」と言ってきたら？

――当然、そうなってきた事情を聞きます。そのあとで、次の面接まで待てるか聞きます。もちろん死ぬのは約束違反だということを思い出させながらです。

▼次回まで守れる人はいいですが、守れない人はどうするんですか？

――家族に連絡するか、緊急を要するときは一一〇番か一一九番を呼んで、患者の家に行ってもらいます。そうするしか、患者の身を守ることができないわけですから。自傷他害の行為をみたら通報する義務があるのです。これで思い出しましたが、ある重症境界例の方が電話で「今、手首を切って、ガス栓をひねった」と言ってきました。ガス栓を閉じて、救急車で病院に行くよう勧めたのですが、言うことを聞かないので、「私のほうから一一九番に電話して行ってもらうようにする」と言ったところ、栓を閉じ、次の面接まで待つという話になりました。

▼聞いているだけでたいへんになってきました。

――だから、自殺を完璧に防ぐことは不可能だと思っておいたほうがいいです。生き死にの問題を他人がどうこうできるものでもありません。そうは言ってももちろん、かぎりなく自殺を防ぐ努力をしますが。

●再び病名告知にたいして

▼境界例の方には、境界例という病名を告げるんですか？

——多くの場合は、病状や問題点を伝え、その克服のほうに焦点をしぼります。だいたい境界例の方は、病名告知すらさせないほど次々と問題を持ってきますから、ちゃんとした準備が整うまで、境界例という病名を告げてもそれを利用できないように思います。

▼でも、向こうが病名を聞いてきたら？

——それは、もう治療展開の絶好のチャンスです。そのときは自分の病気、とくにうつ病的部分・神経症的部分・精神病的部分・行動化傾向・小児的思考・自己同一性障害の点などいろいろ考えてもらいます。

▼ちゃんと考えられたら？

——つまり、今述べた考える作業が実践できたら、かなり治療が進んでいるのですから、そのときは病名が気になる理由を聞いて、それが自分を全体的・統一的に理解したいためなどもっともなものであるなら、四つの部分の境界にあるというかたちで「境界例」という名をプレゼントします。もちろんそれらは、人間に共通する弱点がひどくなっただけだと強調し、脱落意識や異常意識を防ぎ、人間としての連続性を保てるよう留意します。

▼最初から、境界例という名前をつけてあげるほうが安心することはないですか？

——それは、ありえます。ただ私は、成人的思考や行動のコントロール力の開発や方向性を明確にすることに焦点をあてますので、どちらかというと、人格の未開発・未発達・未成熟とみることが多いわけです。そのほうが患者・家族と話しやすくなります。

▼では、もし向こうが境界例ではないか、と聞いてきたら？

——そのときはどんな点でそう思うのか、また患者の考えている境界例とはどんなものなのか話し合うきっかけになるので、これも治療展開のチャンスになります。

▼なるほど、薬でも自殺でも病名でも、なんでも主体性の育成や自立を助ける方向につなげるのがいいんですよね。

——まったくそのとおりです。薬も患者の行動も病名も、なにかしら魂をもっているので、その魂が生かされるよう心がけることが大事なんです。

●変化・成長が根づくのは時間がかかること——くり返しの必要性と重要性

▼それにしても、境界例というのはどうしてこんなに長くかかるんですか？

——境界例だけが長いわけではないんです。ただ、境界例は治療者を巻きこんでしまう傾向が強いので、治療者は困難に感じてしまい、格別、長く感じるのです。

それと長年染みついた他責傾向や、アラジンの魔法のランプ願望や、行動化親和性にかわって、自分を見つめ、現実的成人的思考を開発し、行動のコントロール力を増やしていくのは並みたいていのことではありませんから、時間がかかります。

▼でも、わかったように思えて、ころっと変わるのはどうしてなんですか？

——スプリット（分裂）の機制がまだまだ優勢なので、よき自覚が全体に、理屈だけでなく、心にも体にも根づくのはとても時間がかかります。

▼そういえば、テニスでもやっと手打ちの癖が治って、腰と肩を起点に大きくスイングできたなと思っていたら、いつのまにか手打ちの悪い癖が出たりしていますね。

――そう、初心者は手打ちの安易さに走りやすいが、結果、手首や肘を傷めやすいように、人間とは目先の楽にどうしても走りがちになるものです。だから、ゆっくりかかるものだと思っているとそう苦しくないのではないですか？　早く済ませたいという気持ちが強すぎると辛くなります。

▼でも早く楽になりたいと思うのは人間の心情でしょ？

――苦しいことが嫌だったら、治療者をやめたらどうですか？

▼あまり、いじめないでください。

――いじめていませんよ。ものの道理を言っているだけです。

●治療中断や休み期間の重要性

▼こんなに難儀だと、患者も疲れてくるでしょうね。

――ええ、だから前に述べたように中断が出てくるのです。もっとも中断になるのは、疲れているだけではなく、治療や治療者にたいする不信感が増大したり、逆に治療者なくしては生きられないと感じていることを知られるのをひどく恐れたり、そんな自分に自己嫌悪を感じたり、また治療者に自分が変わらされるのではと恐れたりとか、そもそも治っていくこと、現実に向き合うことに辛さを感じたりする場合が多いようです。さらに、それを治療者と話し合えないと、いっそう中断しやすくなるのです。

▼でも、せっかく核心的な話し合いになっていきそうになるのに中断するというのは、もったいないことはないですか？

——それは、治療者サイドから考えた勝手な理屈で、患者の側に立てば休めてほっとする場合もあるように思います。というのは、いくら治療者が患者を辛くさせないと思っても、治療者と向き合うだけで辛さをひしひしと感じる場合があるものです。そんな場合は、患者にとって、中断はいい休養になります。もっとも、すべての中断がよいのではありません。悪い中断のほうが実際には多いのかもしれませんが、大事なのは中断した場合はよい点も悪い点もふくめて、その中断の意味を考えることです。

中断でよい点としては、休息になること、治療者から離れて一人で考えられるようになり、これが自信につながる場合があること、一人でいる能力が育つこと、一人で心の整理ができること、定期的に面接に行かなければならないという圧迫感が減り、今までの治療の意味や自分にとっての治療者の意義やマイナス点などを考えられることなどがあげられます。

事実、半年、一年、二年といったかたちで、治療を休んだ何人かの患者の例ですが、たいていの場合、中断（休息）期間中によくなっていて、彼らなりに成長していたことを認識させていただいた経験があります。

▼そうなってくると、継続しつづけるのがいいとはかぎりませんね？

——そういうことです。継続してなんの進展もなく、むしろ悪化するという場合があります。

▼その意味では多くの、とくに初心の治療者は中断を恐れますが、広い視野に立てば、継続恐怖をもったほうがいいとも言えますね。
——そうですね。いずれにせよ、表面だけで考えないことが大事です。

●「むなしさ」「生きがいのなさ」について

▼それと、治療が進んでくると、境界例の方は、むなしさや生きがいのなさを訴えてくることが多いという印象を受けますが、これにはどうすればいいんでしょうか？
——やや、治療関係が安定しかけてきたと思ったときに、とくにそういう訴えが出やすいです。「むなしい」といった訴えだけでなく「自分の人生にはなんの楽しみも生きがいもない」「充実感がない。内容も中身もなかった」「今までの生は抜けがらだった。なんの意味も見いだせない。はかない。つまらない。無駄だったとしか思えない」「これからも、こんな無駄で無益な人生を送るかと思うとやりきれない」といった、むなしさや否定感に関連する訴えが洪水のように出てきます。これは、先述した自己同一性障害の問題とかなり密接に関連した訴えです。

　これは、なにも境界例だけでなく、他の患者や一般の人でも感じることです。しかし、境界例の方は優秀で敏感ですから、とくに人生にたいして真剣に考えることが多く、また平均的な人びと以上に多くのことを感じ、その否定面を強くとってしまうので、先のようなことを、とくに訴えます。
▼このような根源的な問いにたいして、どうしてあげればいいんですか？
——どうすることもできません。だいたい人生も、此の世のこともいっさいは「空《むな》しい」とは、仏教

も説いてきた真理中の真理でしょ。彼らはその真理を語っているのですから、そのとおりだなと思うだけです。

▼そんな冷たいことを言わないでください。理屈ではそうかもしれませんが、今の言い方はあまりにも突き放した言い方です。

▼そうですね。だから、そこでとどまるつもりはないのです。私はそのとき何を考えるかというと、なぜ彼らが「いっさいは『空しい』」と言わざるをえないか、思いをめぐらすんです。

そうすると、何が私の連想に出てくるかというと、①彼らの「むなしさ」は、貧しい「むなしさ」であって「豊かな『空《くう》』」になっていないこと、②「むなしさ」に意味を見いだせていない、③だから「いっさいは空《むな》しい」という真理を受けとめきれない、ことが浮かんでくるのです。

▼何ですか、その「豊かな『空』」とは?

――つまり、人生も人間関係も此の世もむなしいことであり、それに執着しすぎると苦しくなるが、一方でまったく執着しないのも、ひとつのとらわれではあるので、むなしさを実感しながら、そのむなしさを大事にして生きるということなのです。

▼仕事でも勉強でも遊びでも人間関係でも、一つひとつのプロセスを大事にしながら、結果には執着しないことですか?

――それに近いでしょうね。私の感じだとプロセスにも執着しないのが、もっと「豊かな空」だと思います。もっとも、私がそんな境地に達しているということではありません。あくまで理想の境地です。

▼そうすると、境界例状態の真っ只中にいる人は、一生懸命、何かに執着しながら、思うとおりにならない。そして、その思うとおりにならないことを受けとめられないので、それをむなしいと、とっている可能性があるかもしれませんね。

——たぶん、そうでしょうね。だから、むなしさを否定的にしかとらえられないので、貧しいむなしさになり、むなしさに意味を見いだせなくなるんです。

▼それで、どうしてあげたらいいんですか？

——今のようなことを治療関係で話し合えばいいのです。そして、そういうことを話し合える治療者との関係に意味を見いだせているかどうかを、また吟味し合えばいいのです。こういう人生の根源にふれる話は両者とも熱っぽくなり、その結果、話し合いそのものや話し合いのできる関係に意味が出てくる場合が多いのです。

こうなると治療者の存在にも、自己の存在にも意味が出てきます。そして、自己のかかわっている世界にも意味が出てきます。極端な例では、息をしているだけでも、大宇宙（マクロコスモス）と、霊気（プネウマ）の交換をしているという意味が生じてくるのです。

▼でも、そう簡単にはいかないんでしょ？

——そう言われると簡単に「はい」とも言えませんが、この「むなしさ」の問題は、先の自殺の問題と同じく、かなりの深さをもっているので、また別著[*]で考えましょう。

（＊注　筆者の計画している『うつ病の治療ポイント』いう著書。）

●お守りを与えること

▼むなしさと関係するんですが、境界例患者は、よく治療者の持っているものをほしがりますね。

——境界例の方は、安全感やあたたかさなどをほしがる気持ちが大きいのですが、これらは目にはみえません。それで、これらを感じることがなかなか難しいのです。彼らは、主体性がかなり後退しているために、目にみえるものしか信じられないことが多いからです。もっとも、他の心の病の患者でも同じことがいえます。

▼それで、治療者の持ちものをほしがるんですね。これだと目にみえますから。

——それだけでなく、持っていることで、治療者とつながっている、治療者に守られているという安心感も得たいのです。

▼それはいいですが、あげて大丈夫なんですか?

——持ちものをあげることは、よい点と悪い点があります。よい点は、それでかりそめでもいいから安心感が得られ、その安心感のなかで、自分の問題点を考えることができ、自立や前向きの方向に向かい、苦を受けとめていこうという流れになることです。悪い点は、治療者のものを持つことで、やっかいな作業は全部、治療者がしてくれる、辛さや苦しさを全部治療者が引き受けてくれるといった悪性の依存に向かう傾向があることです。

したがって、患者さんがほしがる場合や、治療者があげたくなる場合は、このメリット・デメリットを考えなければなりません。

▼それでもし、あげるとしたらどんなものになるんですか?

――いろいろですが。やはり、治療に関係しているものが多いです。お釈迦様の絵葉書とか、マリア像（箱庭療法で使う）とか、タロットカード（とくに一七番の希望の星のカード）とか、水晶とかです。ユング流にいえば、治癒元型を感じさせるものです。おもしろいことに、当然ともいえますが、治ってきて自立してくるころにはちゃんと返してくれます。

▼なんだか、患者さんやクライエントでいることからの卒業という感じがしますね。

――実際、そのとおりです。卒業までは不安なものですから、お守りが必要なのです。

●宗教と治療について――治療中の宗教入信など

▼安心感を得たいという話と関係しますが、境界例の方のなかには治療中に宗教に入信する人が、ときおりありますが、これについてはいかがですか？

――これも、境界例だけとはかぎりません。境界例の方にやや多いかなという印象を受けますが。それだけ安心感希求が強烈であり、理想化が強すぎるのかもしれません。

これについて、本人が話題に出してきたら、治療者の意見を聞きたいという可能性が高いので、本人に確かめながらこのことを話し合っていきます。とくに話題にしたいのは、本人と宗教の出会いのありよう、本人が入信しようとする理由、本人が宗教に求めるもの、宗教が本人の希望を満たしくれるかどうかの吟味、入信のプラス・マイナスです。

▼話し合いの結果、どうなりますか？

――結局、次の点を明らかにしていくことになります。それは人間が頼りにしているものについての話し合いです。

人間は、四つのものに頼っているといえます。それは、自分に頼り、人・他者に頼り、食べもの、薬、お金などの物に頼り、神や仏といった超越者に頼ることです。

そして、患者が、先の三つを頼り、またそれらを超えると同時にこの三つのものにも内在している超越者―神仏を頼り、信仰することで、いっそう自分や他者や物や世界を大事にしていきたいとなれば、なにも反対する理由はありません。むしろ、積極的に「自立を見守ってくれる仏様に出会えてよかったね。あなたが自分自身の苦悩を引き受けていくのを、仏様は応援してくれると思うよ」と、祝ってあげてもいいことになります。

ただ、神や仏に頼れば、自分の苦をすべて神仏が引き受けてくれると考えるとしたら、これは、うまくいきません。境界例状態にある人は、苦の移しかえ傾向が強いので、宗教に入信すれば悩みが全部消えてしまうだろうという勝手な願いをもっていることが多いので、その点を話し合うことが大事になります。宗教の本来の意味は、自己の成長に寄与することであって、けっして目の前の現世利益ではありません。だから、本人が正しく宗教をとらえているかどうかが焦点になるのです。

●家族にたいするかかわり方―家族の苦悩の緩和、良好なコミュニケーションの確立

▼家族にたいするかかわり方について、少しふれられていましたが、もう少し踏みこんでお話しください。

――まとめる力は今の私にはとうていありませんが、印象に残ったことだけを言っておきます。

境界例の親は、本人ほど激しくはないにしても、ある程度、境界例的傾向をもっています。より正確にいうと、境界例的傾向は誰にもありますから、境界例の親は平均よりやや強くその傾向をもたされているといえます。そのことをふまえて親に接してあげるほうが、治療の進展にも親の苦悩の軽減にも役立ちます。

まず注目すべきは、親は治療期間中、本人と同じかそれ以上に苦しみ、悩み、不安におののくことが多いということです。それは、①本人の行動化、②他責的傾向（親が責められることになる）、③勝手な理想化による操縦（親を思いどおりに動かそうとする）、④話がころころ変わること、⑤本人が理解できないこと、⑥本人とのコミュニケーションが成り立たないこと、⑦治療が進展すると本人の状態がかえって悪くなったようにみえること（治療を通じて自立や自己表現の営みを開始しだすと、最初はそれがしばしば攻撃的なものとして出現しやすいから）。⑧いつまでこの苦しみがつづくのかと思うとやりきれない、⑨もう自分の家族は将来、崩壊するのではないか、という不安や絶望感にふりまわされるし、また少なからず罪責感も感じさせられるので親の苦しみは深いことなどです。

したがって、治療中は、親の苦境にも目を配っておき、親の苦悩を聞いてあげることが必要になります。ただ、話を聞くなかで、親もいろいろ質問をしてきます。当然、本人の状態などについてふれていかなければなりませんので、本人との間で、どこまで本人の秘密を言っていいのか、話し合っておくことが必要です。

さて、親の苦悩・不安を聞いたり、治療上の話し合いのポイントですが、決まったマニュアルはないものの、私は次のようなことに気を配っています。

①親の苦悩・不安の中身をできるだけ詳しく聞いてあげること。親も追いこまれているせいか、表現力・整理力が発揮できていないので、治療者の側で適当に質問したり整理してあげること。具体的には「どういうことがいちばん辛いですか？」「いろいろ言われたなかで辛い順に順番をつけることができますか？」「（今後の不安に関して）最悪の場合として何が起きるのを恐れていますか？」といった質問をしてあげたり、「あなた（親）の苦しみや不安は、こういうことですか？」といって整理を助けてあげることです。

②親は、当然、本人の病状の理解を求めてきます。親にとっては、本人の行動化、他責的傾向、勝手な理想化、急変する態度などは不可解きわまりないからです。このとき治療者は、すぐにそれに答えるより、親にその病理の構造を考えさせていくことが大事になってきます。たとえば、親を激しく非難する行動について、それは親が悪いというよりも、患者が「自分で自分のことを悪いと思っているのに、それを認識することができないために、身近な親にそれを移しかえている」ということを、治療者が答えるのではなくて親自身に徐々に気づいていってもらうことです。そのためには、それに気づけるような質問を組んでいくことが大事です。これは行動化の原因を理解させる場合も同じです。

考えさせるほうが大事なのは、そのほうが親の理解がしっかりするからです。これは本人に考えさせるのと同じことです。とくに、親も境界例的傾向が強く、悩んだり考えたりする作業を治療者に移しかえてくる傾向が強いので、このことは重要になります。このやり方の詳細は、第一部の事例Cでの父親とのやりとりをみてもらうと参考になると思います。こうして、本人の病状の構造・原因や気持ちがわかってくると、親に安心感がもたらされるのはいうまでもありません。

③親がいちばん聞きたがっている問いに、「いったい、子どもにどう接したらいいのか？」というものがあります。これについても、決まった答えはありませんし、またすぐ答えることもできません。できるだけ、最良の対応を治療者と家族で、ときに本人を交えながら、共同探求することが大切です。

ただ、このとき大事なことは、親が子どもにたいしていだいている「こうなってほしい」という期待を、「こうなってほしくない」気持ちもいっしょに聞いていき、親の願望と治療者の期待と本人の望みをはっきりとさせ、それらに多少のずれはあっても、大筋で一致させておくことです。たとえば、病状の改善・精神状態の安定・自立・行動化の減少・社会復帰・よきコミュニケーションの確立などです。

たいていの場合は、まず「親子のよきコミュニケーションの確立」や「望ましい相互関係の樹立」が基本的に必要であり、それらが出発点になることが明らかになってきます。そして「よき関係」とは何かについて話し合うのですが、それは「表面上、穏やかでにこにこして喧嘩のない状態」ではけっしてありません。よき関係とは、(1)お互い、友好や信頼を基礎にしながら言いたいことは言える、(2)お互いの言い分がずれても、そのずれを話し合える、ずれがすぐに解消できなくても、そのずれを認識できる、(3)相手の気持ちを尊重し、それを無視したような一方的な命令や支持はしない、(4)相手、とくに子どもに媚びたりせずにできないことはできないと言える、(5)相手の言い分を表面だけでとらえずに、相手が心底で何を考えているか思いやる、(6)相手に安心感や安全感を与えられる、ことなどが浮かんできます。もちろん、こんな関係は理想であって、一般家庭でも難しいかもしれません。ただ、理想や目標がないと何を指針にしていいかわかりませんので、わずかでも実行できたら、それはそれで評価して一歩一歩進んでいくことが大切です。親にたいして「とにかく子どもの言うことを聞いてあげてください」と言う専門家がいますが、これはあまり感心しません。コントロール力のない子どもの言いなりになると、欲求は際限がなくなり、親は当然それに対応できず、暴力・傷害におよび殺人といった悲劇も起こりえます。

子どもは親が言いなりになることを望んでいるのではなくて、親に自分の衝動を止めてほしい、壁になってほしいと感じている場合も多いのです。だから、できそうにないことはきちんと断り、まさに親の限界を設定しておくべきです。それが良好な関係への道しるべでもあるのです。

④こうした良好な関係になるまでに、親に暴力をふるったり、自殺未遂のような行動をとったりして、親はふりまわされ、やはり「こんなとき、どうしたらいいのか」と聞いてきます。このときは、話し合える余裕があるかどうかが重要なポイントになります。もし、事故の危険性が多いと親が判断したら、まちがっていてもかまわないので、ためらうことなく一一〇番で警察を呼んで事故を防ぐよう指示します。事故が起きてからでは遅いからです。それに警察の方に援助をあおぐことで、親は自分の限界を示せるし、警察官という外部の方に入ってもらうことで、閉塞状況に風を入れられるかもしれません。

もし、話し合えるとしたら、その暴力の背景について本人と話し合うことは、もちろん大事になってきます。このとき、本人が「おまえ（親）のせいでこうなったんだ」と言ってきたら、その理由を聞き、本人の言い分に正しい点があると思われたら、それはそれで認め、見当ちがいのことを言っていると感じたら「そこは、同意できないけれど、おまえ（子ども）がそう思っていることは、受けとっておくわ。いずれこのずれを話し合いましょう」と話し合い路線にもっていくようにします。また、過去の恨みつらみを言いつくしたあと「さあ、それではこれからどうすればいいかな」という未来志向的路線に導入するのも、ひとつのポイントです。

しかし、これは実際には簡単なことではなく、たいていはそううまくいきません。そのときこそ、治療者は親を支え、どうすれば子どもと少しでもコミュニケーションをとれるか、どの対応がよりよいやり方かを共同探求していくことが大事です。この点は試行錯誤の連続だといってもいいかもしれません。

⑤今後の見通しにたいしても、親が聞きたいのは当然です。これは、治療開始時のポイントのところでも述べたようにとても重要なことですが、はじめに述べただけですまされるものではありません。なぜなら、なかなか治療が進展しなかったり、むしろ悪化したようにみえることもあるなかで、親が希望をもてなくなったり、疲れ果ててくることがあるからです。

このとき、絶望する親をどう支えるかが重大な作業になります。具体的には、今までの治療作業をふりかえり、進展していないと思える点、悪化したと思える点を共同探求していくことになります。表面的には停滞・悪化していても、その原因や意味を理解すると安心感がもたらされ、この停滞・悪化にどう対処するかという共同作業に向かいやすくなります。この治療中の点検作業はつねにやっておく必要がある大事なことがらです。

⑥親は、本人の自立を望みながら、いざそれが現実のものとなると、不安がる場合があります。親自身の不安を受けとめる力が弱いためだけではなく、無意識に子どもを手放したくない欲求が隠れていることがあります。親の不安を聞いていき、それを共同で探っていく作業が重要になります。このとき、親の「手放し不安」「引きとめ欲求」「自立のあとの親の寂しさ」などが出てきた場合は「それはそれで当然の感情ですよ」と共感してあげ、そうした不安や感情は愛情のかたちであり、それをどうやって本人の自立に役立てていくかを探っていくようにすればいいでしょう。

だいたい、このようなことがあげられますが、家族との関係に関しては、まだまだ述べなければならないことが山ほどあり、これもまた別著*で述べたいと思っています。

（＊注　著者は『家族への援助』という著作を計画している。）

●治療の終結──別れ方

▼いよいよ、最後に、治療の終結というか、別れが問題になると思うのですが、この点はどうですか？

──初期に目標としていたことがおおむね六〜七割ほど達成できたら、別れを考えてもいいですね。

▼どんな別れ方がいいですか？

──別にこだわりません。あなたは、きっと症状や問題点がかなりなくなって、人格的にかなり成長し、過去の反省や整理もおこなえ、治療者との間で十分な合意に達して終結するとお考えでしょうが、私はとくにそれは望んでいません。

よくなってきて、挨拶もなしに急に来なくなる人もいるし、突然、「やめます」と言われる方もいます。ただ、やはり多いし、問題になるのは治療者から離れる辛さ・こわさですね。

▼治療者と別れる辛さはたいへんなことだと思うのですが、これについては、どうするのですか？

――「別れ」と言いましたが、厳密には、別れていないんです。よくなって治療が終了しても、二年後でも一年後でも、半年後でも来られるわけですから。だから深いところではつながっているのです。

▼それでも、定期的に来ていたのが来られなくなってしまうのは辛いですよね。かといって永遠に患者として会っているのも辛いかもしれないし。

――だから、一週間に一回、一カ月に四〜五回だった治療回数を、患者が望み、治療者も妥当だと思ったら、患者のペースに合わせながら一カ月に三〜四回にして、ようすをみながら漸減策をとっていけばいいと思います。

▼なにか、薬と同じですね。

――そうです、ゆっくりの変化がモットーですから。

▼でも、減らしている間に問題が出たら？

――そうすれば、さっそく問題点を話し合えばいいわけです。いろいろ、やり残した仕事がみつかるかもしれません。

▼そういえば、そうですね。

――それと大事なことは、一度会ったら一生という覚悟をすることです。そして大きい視野で患者の別れの辛さ・こわさにつきあってあげればいいんです。

第一一章

行動化にたいする対応

●境界例治療での困難度

▼境界例の治療の際のポイントについては、だいぶわかってきましたが、先生自身は境界例治療にあたって何がいちばんたいへんですか？

――全部たいへんで、どれがいちばんとは、いいにくいですね。

▼それはわかるんですが、初心者として参考にしておきたいので、困ることの優先順位をつけてほしいのです。

――あなたは、厚かましいというか、ほんとうに困った人ですね。でも、しかたがないので浮かんだまま述べます。それは簡単にいえることではありませんし、きっちり、順番をつけられるわけではありませんが、自由連想風にいっていくと、①行動化、②攻撃性や怒りや他責的態度（投影同一視がかなり関係する）、③抑うつ感・自己否定・自殺願望・死ぬという脅しなど、④過度の依存・しがみつき・操作的態度、⑤見捨てられ感、⑥理想化と価値切り下げ（おとしめ）・不安定な対人関係、⑦自己同一性のなさ・方向性をもてない点、⑧一過性の精神病症状・退行、などが頭に浮かんできます。

ただ、注意しなければならないのは、これらの問題はすべて相互に関連し合っているということです。たとえば、①の背後には②があり、②の背後には③があり、③と関連して⑤があり、③や⑤の背後には⑦があるといった具合いですので、あるひとつに焦点をあてていても、全体をみわたしておくことが必要になるのです。

それに優先順位といわれますが、そういう考え方をしているとものごとを統一的にみる視点を失います。

▼すみません。そのほうが、ついわかりやすいと思ったので。まあ、それは今までの話からでもわかりますので、あまり固いことはいわず、まずはいちばん重要な点から話してください。

——それでは、ここでは行動化と怒りについて詳しく話してみます。ほんとうは、これだけではなく自殺や自己破壊のことについてもふれたいのですが、それはまた別著で論ずることにします。それから、④から⑧までは今までのところでだいぶふれていますし、このあとの事例の紹介にも出てくるので、とりあえずは、この行動化と怒りについて、特別の節を設けて述べてみます。まずはじめは行動化にたいしてです。

●行動化にたいする対処――行動化防止の意義

――第七章で述べたように、治療者は行動化にひじょうに悩まされます。

▼そこで聞きたいのですが、行動化は、どんなものでも禁止したほうがいいんですか？　行動化せざるをえない患者さんの気持ちもわかるんですが。

――そうですね。ときに行動化を認めてあげてもいいのではないかという気になるのですが、結局、それが仇になって、ますます行動化がひどくなる場合があります。

▼それでは、行動化を防止する意義をまとめてくれませんか？

――まず、行動化は治療の主旨に反します。行動化は放っておくと本人をどんどん破壊し、死へつながっていく可能性があります。治療は、よりよく生きるためにやっているのであって、なにも死ぬためにやっているのではありません。もちろん、これを硬直的にとらえるのは問題かもしれませんが、基本姿勢としては創造的で豊かな生をめざすことを忘れてはいけません。

第二は、行動化しなくなることで、衝動や怒りが本人の心の内側にとどめられることになり、それが本人を考えさせ、本人の葛藤内包力を高め、本人の心的成長を促すことです。人間は葛藤・苦悩により成長するのですから、「悩む能力」の育成をはかります。

第三は、行動化が引き起こす罪悪感（他者を傷つけてしまったとか）や、自責の念・後悔（破壊的行動をしたことにたいする）をもたなくてすむようにすることです。この罪悪感や自責の念は、本人の状態を悪化させ、それがまた行動化をひどくするというように悪循環になります。逆に、行動化を防止できたとき、本人は自信をつけてきます。

第四は、行動化は周囲を相当疲れさせ、とくに家族が本人を見放したり、本人にたいしての冷静な態度をますます失わせることになりがちです。それに、治療者も心の安定を奪われて、冷静さを失い、治療に悪影響を与えます。

●行動化防止のために—予防、仕切り直し、事前の察知

▼それでは、いよいよ行動化にたいして、どうするか教えてください。

——今までも述べたように、行動化が起きる前に行動化を予防することを考えておかないといけないのです。

▼それが、限界設定や治療構造、ルールの取り決めですね。

——そうです。行動化の原因を考えたとき、この限界設定をあいまいにしておいたり、また行動化全体にたいして甘い態度がみられることが多いですね。

▼でも、そういうことに気がつかず、限界設定をしないうちに行動化が起きたときは、どうしましょう?

——それはそのときに、限界設定をふくんだ治療契約を結ぶといいのです。やり直し・仕切り直しですね。たとえ、限界設定をしてあっても、行動化的心性にしだいに甘くなったりしている場合にも行動化が起きますから、再び引き締め直す必要があります。つまり、行動化しないようにすることが治療目標のひとつなのだという再確認です。

▼それ以外の予防としては?

――本人が憂うつになっているときや辛そうにしているときは、それを話し合って、行動化にいかないように釘をさしておきます。また、再登校するとか、就職するとか、なにか新しい局面にはいるとき、傷ついたり期待を裏切られたりすることがありますから、そのときも行動化しないでいられるかどうかの話をします。

治療者や家族に見捨てられ感を感じているようなときも、行動化について取り扱います。

▼それで、行動化を止められますか？

――止められる場合とそうでない場合があります。ただ、そうでない場合も、くり返し、行動化にいたる以前の気持ちはどうだったのか話し合い、行動化防止の意義を話し合っていくと、徐々にそれが浸透していく可能性はあります。

▼それにもかかわらず、行動化してしまった場合はどうするんですか？

――それは、そのときの行動化の内容、本人の状態、治療関係によって大幅に変わってきますから、決まりきった公式のようなことはいえませんが、例をあげて考えてみましょう。

［事例E］行動化にたいする対処法――高校三年生女子、過呼吸・興奮発作・手首自傷・自殺企図

事例Eとして、高校三年生の女子を取り上げてみます。過呼吸・興奮発作・手首自傷・自殺企図などをくり返し、現在休学中で、大検予備校に通っています。

治療には一年前から通っていますが、明確な治療契約を結べないまま、治療が進行していまし

た。病状は一進一退で、行動化がときどきありました。ただ「リストカットに関してはなるべくしないでおく」約束はしていましたが、それは表面的なところにとどまっていた感じです。そんななかで、面接前夜に手首を切ってしまいました。以下は、そのことをめぐっての話し合いです。

面接は、母親同伴でした。
まず、手首を切ってしまったことが、母親から報告されました。

——たいへんでしたね。①
E　ええ。②
——何が起きたのか説明できる？　③
E　………。④
——説明するのは、難しいのかな？　⑤
E　ええ。あまりよく覚えてないんです。⑥
——そうだろうね。じゃ、手首を切った原因について思いつくことはないかな？　⑦
E　わかりません。⑧
——それじゃ、何が起きたのかゆっくり考えていこう。⑨
（それで、母親の助けも借りながら、手首を切った日の朝から何があったか一つひとつふりかえってみました。そうすると、夕方ごろかかってきた友達からの電話が、ひとつのきっかけらしいことが推定されてきました。⑩）
——友達からの電話の内容、覚えている？　⑪

E　うん。⑫
――それは？　⑬
E　推薦で大学に受かったというんです。⑭
――それを聞いてどんな感じがした？　⑮
E　すごくみじめな感じがしたし、自分の将来がとても不安になった。⑯
――それでどうしたの？　⑰
E　お母さんに、苦しいって言ったけどわかってもらえなかった。⑱
――それは辛かったね。それで？　⑲
E　とっても辛くなって、気がついたら手首を切っていた。⑳
――お母さんに、わかってもらえてないと思ったのは？　㉑
E　何か言っても嫌そうな顔をしたり、辛そうにしたりするんです。㉒
――お母さん、どうですか？　㉓
母　熱心に聞いていたつもりですが、疲れていたかもしれません。㉔
――あなたはお母さんのこと、とても大事でしょ？　㉕
E　ええ。㉖
――そうすると、そのお母さんにわかってもらえなかったり、見放されたりすることを心配しているのかな？　㉗
E　すごく心配している。㉘

——そうすると、お母さんのちょっとした表情、態度に疲れのようなものがみえると、もうわかってもらえないと思ったり、見放されたと思ってしまう、どうですか？　㉙

E　そうなんです。びくびくしているんです。㉚

——じゃ、あなたのなかでの見捨てられ不安が強すぎることのほうが問題だね？　㉛

E　そう思います。㉜

——でも、いずれにしても、友達が大学に受かって、自分が取り残された感じがしたこと、母にわかってもらえないと思ったことが、手首を切ったことと関係ありそうなんですね？　㉝

E　はい、そうです。㉞

——さあ、それで、これから、取り残された感じや見捨てられ感をもう二度と味わわなくてすむかしら？　㉟

E　……無理だと思う。㊱

——じゃ、今度そんな感じがしたらどうしよう？　㊲

E　我慢したいと思うけど、自信ない。㊳

——そうね、自信もてないかもわからないけど、辛さに耐えようという意志はとてもいいですよ。今度は約束守れそうかな？　㊴

E　がんばってみます。㊵

以後、同じようなことは何回か起きたが、そのつど、このような話し合いをくり返すことで、リストカットは減少し、自分のなかの見捨てられ不安をどうするかが課題になってきました。

▼それぞれのやりとりについて説明してください。

――(1)**思いやり**　まずは、リストカットのような破壊的な行動化であれば、たいへんなことをした、またやってしまったという気持ちが強いでしょうから、①のように思いやることが必要です。

(2)**行動化の背景にある気持ちの明確化の試み**　そのあと、いちばん大事なことは、行動化の背景にある気持ちを明らかにすることですが、これがなかなか簡単にいきません。③から⑧でわかるように、行動化の前後のことはあまりよく覚えていません。一種の意識障害に陥ったかのようで、健忘のあることが多いのです。ましてやリストカットの原因など思い出せないのです。

(3)**行動化にいたる道筋の再構成**　ですから、治療者の仕事としては、まず行動化にいたる道筋を出来事から再構成することが必要になります。それが⑨や⑩の作業です。

(4)**見捨てられ感の表明**　きっかけのようなものが推定されてきたので、いよいよここで、患者の感情を聞きます。そうすると友達から取り残された不安を言語化でき、さらに母にわかってもらえなかった感情も表明されました。これが⑮から㉒のやりとりです。しかし、もっと肝心なのは彼女が、見捨てられ感を強く感じすぎる点にもあります。それが㉕から㉜の流れにあらわれています。

(5)**見捨てられ感にたいする覚悟の育成**　そして最後は、見捨てられ感にたいしてどうするか、前の限界設定の約束を再び思い出させて、意志を強めるように働きかけています。

概略すれば、こんなところでしょうか。

▼要するに、⑴行動化というたいへんな事態への思いやり、⑵行動化のきっかけとなった感情の明確化、⑶行動化の前の出来事の再構成、⑷見捨てられ感の明確化、⑸自分の傾向として見捨てられ感を感じやすいこと、⑹それにたいして行動化せずに耐える決意をさせること、ですね。

●行動化の対処がうまくいかないとき

——そういうことです。でも、いつもそうだということではありません。たとえばこうだということです。

▼だからいつも、うまくいくとはかぎらないんですね。

——もちろん、そのとおりです。

▼それを教えてください。

——まず、最初の限界設定がちゃんとなされていない場合があります。次に限界設定をお互い了解し合っていたかのようにみえながら、だんだん、それがないがしろにされるときがあります。治療者が行動化を取り上げるのを忘れてしまうときなどです。

これは、もちろんいけないことなので、リストカット・過量服薬・家庭内暴力的なことがあれば、ただちに取り上げる必要があります。つまり、限界設定したから安心といったものではなくて、絶えずその限界設定を見直させ、それを強固にし、その意味を深めることが必要になってくるのです。

▼行動化を取り上げるのは、本人と対決することになるので、治療者としてはしんどいことなんでし

ょうね。

●行動化の取り上げ方の工夫―行動化の利点の理解が必要

――だから、取り上げ方にかなり工夫を要するときがあります。行動化を非難がちに取り上げるのではなくて「これは今後の治療にとってたいへんな問題だね。これをゆっくり考えてみよう」といった、相手のたいへんさを思いやる気持ちをもちながら取り上げることが重要です。

▼本人は行動化をしたことで、深い罪悪感や後悔や無力感に襲われるのでしょうね。

――そうとはかぎりませんが、そういう人のほうが、治療的にはまだ望ましいといえます。行動化にたいしてわれに返ったときは自我異和的になりつつあるわけですから。

▼その無力感がますます行動化を引き起こすといった悪循環になりませんかね？

――ええ、それは防ぐ必要があるし、本人の自己否定感情を強めない工夫もしなければならないと思います。そのこともあって、考えなければならないのは、行動化は悪いことばかりだろうかという問題です。よく考えると行動化は、それはそれで、意味があるわけです。たとえば、

①自分は行動化せざるをえないほど切迫していると伝えるアピール機能。

②自分の全部を破壊（自殺のこと）するかわりに、部分的なところで止められるという代替機能。

③行動化で苦しさを発散できる。

④行動化しているとき、生き生きした感情を取り戻せる。リストカットの血をみて、生きてる実感がわくと言う患者もいる。

⑤行動化により、一時的に大騒ぎになることで、辛い気持ちがどこかへいってしまう。
といったプラスととれる面もあるのです。ましてや、あまり破壊的でない行動化、躁的に急に活動しだすなどは、本人にとっては、自分の可能性の拡大につながることもあります。だから、行動化を大事にすることも重要なんです。

▼そうすると、行動化を認めるんですか？

――そんなにすぐ、結論を出さないで、今のような肯定的意味合いも念頭におきながら、この行動化のもつ意味を考えられるところまでつきつめようということです。

▼本人は救われるでしょうね。行動化はまわりからも非難されるし、自分でも罪責感が強いでしょうから。

――そこで止まってはいけません。そういうプラスの意味もあるかもしれませんが、結局、総合的に考えたら行動化はしないほうがいいと、本人が結論をくだせるようにもっていければいいのです。

▼そうすると、本人はあまり自己否定感情をもたなくてすむし、治療者にも理解されている気持ちになれるし、そのほうが、かえって行動化に立ち向かいやすくなるんですね。

――ええ。そうなればいいですね。

▼今の話でも感じたんですが、行動化せざるをえない気持ちはわかってあげながら、行動だけは反対するのもどうなんですか？

――それはもちろんいいですよ。境界例にかぎらず、いろんな事例で有効だからです。

ただ、気をつけないといけないのは「手首を切らざるをえない気持ちはわかりますが、実際に切ることはあなたのためになるでしょうか?」と言って気持ちをわかってあげるほうに重点がおかれると、行動化に反対していないととられ、ますます行動化がひどくなりますから、ここはきちんとしておかないといけません。前章の治療ポイントで、私がした苦い体験を思い出してください。

▼そこはきちっとするとして、行動化の背後にある感情はわりと言語化できるんですか?

――それがとても難しいのです。この例でも、見捨てられ感を言葉にできるようになったのは治療がある程度、進展してからです。

▼そんなときにはどうすればいいんですか?

――「どんな気持ちがおきてきますか?」と聞いて、答えられない場合、性急に次の話題に移らずにじっくりそれについて連想してみようと言って、ゆっくりそれを考えさせることがひとつです。境界例の人は性急なことが多いので、じっくりとりくむ練習になると思います。

もうひとつは、何も浮かんでこない場合、治療者のほうから、背後に不満・怒り・抑うつ・むなしさ・苦しさ・見捨てられ感・不安や恐怖感といったものがなかったかどうか、聞いてみてもいいと思います。これでだいぶ言えるようになるときがあります。

いずれにせよ、感情の言語化と行動化のコントロールが基本になります。

第一二章　怒りの取り扱い

●怒り

▼怒りにたいする対処方法ですが、まずはどんな怒りがあり、誰にたいする怒りがいちばん多いようですか？

――よくわかりませんが、聞かれてふっと思ったのは、前治療者への怒りや両親・家族にたいする怒りの訴えが、初期には多いですね。両親は当然として、私の経験した例は、どこかで治療を受けていたか、今でも受けているケースがほとんどですから、そうなりやすいのかもしれません。

　もちろん、それ以外に恋人や友人、上司、同僚といろんな人が怒りの対象にはなりますよ。ここでは、前治療者を中心に両親への怒りについて、少し述べます。

▼その怒りから、どうやって治療が進んでいくのか説明してくれますか？

か、などです。

●怒りの内容を聞き出すこと

——まずは、その怒りの内容をよく聞く必要があります。いつごろ、どういう点で怒りを感じだしたのか、その怒りはどうなっていったのか、また怒りを前治療者や両親・家族と話し合ったのかどうか、などです。

▼前治療者にたいしての怒りの内容についてはどんなものがあるんですか?

——いろいろです。たとえば、①気持ちをわかってくれなかった、②命令ばかりされた、③最初、親切だったのに突然放り出された、④かえって悪化してしまった、⑤家族の間がひどく険悪になった、⑥感情の発散ばかりさせられて感情のコントロールができなくなった、⑦性的に誘惑された、⑧捨てられた、⑨ひどいことを言われた、などさまざまです。

▼境界例の方は、たいてい前治療者に怒りをもつものですか?

——いや、必ずしもそうではありません。すごく激しく根強い怒りをもつ人から、ほとんど前治療者に無関心な人までさまざまです。

▼それでは、両親・家族にたいしての怒りの内容はどうですか?

——これもわりと似ています。具体的には、①気持ちを理解してくれない、②困っているのに何もしてくれない、③ひどい育て方をされた、④命令ばかりされ自分の言い分を聞いてもらえなかった、⑤肝心なとき、放ったらかしにされた、⑥冷たくされた、⑦自分がこんなひどい状態にいるのは(こんなひどい性格になったのは)親のせいだ、⑧親は昔も今も虐待してくる、⑨親は冷たくて何の援助もしてくれない、⑩両親が喧嘩ばかりしていて小さいころ暗かった、⑪口先だけよくてすぐ嘘をつく、などです。

▼なんか、聞いていると「くれない」族的な勝手なことや矛盾していることも多いようですね。

——でも、彼らにとっては、必死の真実の叫びだと理解する必要はあります。

●怒りを強くもつ場合

▼前治療者に怒りを強くもつときはどんな場合が考えられますか?

——やはり、前治療者にたいする思い入れが強い場合です。それ以外に長期にわたって治療したのに、結局うまくいかなかった場合などに、恨みが強くなった例があります。また激しい治療を受けて傷ついた例もあります。うまくいけば劇的に効果の上がる治療法で治療を受けていたのです。しかし、よく効く治療法というのは、薬と同じで副作用も強いのかもしれません。

▼家族にたいしてはどうですか?

——さまざまですが、印象に残ったものは三つぐらいあります。ひとつは本人への思い入れが強くて、本人を思いどおり(親の幻想どおり)に育てたいので、命令・過保護・指示・過干渉が多い場合です。この場合、子どもに主体性が育たないのは明らかです。

もうひとつはまったく逆で、親が忙しく子どものことをほとんど顧みていない事態です。この場合も主体性が育ちませんが、同時に親への不信もひどくなり、それはひいては他者不信・自己不信につながります。

さらにもうひとつは、両親の仲が悪く、しかもそれを両親が夫婦間で解決できず、子どもを巻きこむ場合です。子どもはどちらにもいい顔をせざるをえず、本音を出せず、建前だけの仮の自己だけが育ち、本音を出せる主体性のある自己が育たないのです。いわゆる世代間境界があいまいになっている例です。

そしてこの三つが同時に複雑に入り組んでいることもあります。いずれにせよ、親自身の成育歴を探っていくと親にもかなり問題の多い人がいて、それもかなり境界例的問題を抱えている人がいるようです。

▼そういう親に怒りを感じるのはわかるとしても、親はなぜ境界例を発症しなかったんですか?

――実際には、アルコール依存症のようになって境界例的な状態の人はいます。また、その子どもは話題のアダルト・チルドレン[51]という境界例の近縁状態になっている場合が多いです。

ただ、親が発症しなかったのは、今の子どもほど追いこまれていず、また働くことに熱心にならざるをえない時代だったおかげで、境界例状態が表面化するのが防止されたのかもしれません。しかしそのぶん、親のストレスや投影・幻想は子どもに向けられ、子どもの発症という〝つけ〟が回ってきたということです。

●怒りを聞くときの注意点

▼今度は、怒りを聞くときの注意点について教えてください。

――とくに決まった注意点はありませんが、この怒りをどう考え、どうしていけばいいかについて患者と共同探求していくことを目標にします。ただ、共同探求の姿勢に到達するまでにさまざまな困

難や危険がありますから、その点について、ちょっとした工夫が必要です。たとえば、

①大声で激しくしゃべっていて、まわりからはどうみても怒っているようにみえるときでも、本人は無自覚な場合がある。「あなたは怒っていますね」と告げて、自分のなかの怒りに注目させる必要がある。

②怒りの激しさの程度に注目しておく。あまり、怒りが激しいときは、患者自身が混乱していて、わけのわからない話になる。だから、こういう場合はひとしきり、怒りの嵐がおさまってから、ゆっくり、怒りの内容について話し合っていく。もし、話し合いが不可能にちかく、収まりそうになければ「これ以上は面接できない」と言って打ちきるほうがいい。同様に、怒りの激しさのために破壊的行動を予告するような発言（たとえば父または母を殺してやるといったような言葉）が出た場合、もちろん禁止し、そんなことをしないという約束をしないかぎり、治療は打ちきるとはっきり宣言する。危険行為の可能性が高いと判断されるときは、家族や警察に連絡する。

また、怒りの激しさが、面接室でうろうろ動き回る、置き時計などの器物を放り投げるなどの行動化まで引き起こした場合、やめるよう注意し、やめない場合は今回の面接は中止すると告げる。

（これらはすべて、行動化の防止と限界設定について関連してきます。こういうことがあるから、限界設定はとても大事になってくるわけです。）

③怒ってばかりいて、話が進まないとき「怒ってばかりで苦しくないですか」と聞き、肯定すれば「苦しいのを楽にしたくありませんか」と聞いて、怒りをどうするかを課題にする。

④怒りが他者ばかりに向いていくとき「どうするのがいいんでしょうかね」と水を向けながら、

徐々にそこに執着している自分に気づかせる。
⑤前述、とくに①や②を念頭におきながら、怒りにたいして受容的に傾聴する。神田橋條治*がいうように、人は怒りを受け入れてもらったとき、自分自身を受け入れてもらったと感じるものである。

（*注　神田橋條治『精神科診断面接のコツ』岩崎学術出版社、一九八五）

⑥怒りが、前治療者だけでなく、それ以外の家族・知人・友人・現治療者などに向いているかどうかも考えて面接する。また自分自身にたいして怒っていることもあるので、その点にも注目しておく。
⑦怒りの背後にある、寂しさ・見捨てられ感・むなしさ・満たされない気持ち・裏切られ感などを思いやっておくこと。
⑧怒りや、攻撃性のなかに内在している建設的エネルギーにも、注目しておく。怒りが強い人は、一面で期待や希望を強くもつ人でもある。現在はそれが破壊的に向いているだけといった感覚をもっておく。

などが浮かんできます。

●治療者の動揺と患者への理解・治療のチャンス

▼わかりましたが、たとえば怒りを激しく向けられているとき、平静な気持ちで、怒りを受容するなんてできるんですか？

——もちろん、怒りを向けられると動揺はします。それが他者にたいする怒りであっても、聞いているほうの気持ちは穏やかではありません。いつ自分のほうに向かってくるかわかりませんから。とくに私はこわがりで気が小さいので、身体が震えるときもあります。また自分が攻撃されるのではないかという恐れ以外に、開業のクリニックやカウンセリングセンターの責任者であることもあって、大声や混乱で、他の患者やクライエントに迷惑をかけるのではないかという気がかりもあります。

しかし、そういうときは、怒りの背後で悶え苦しんでいる患者の辛さ、くやしさなどに関心を集中します。この怒りとその背後の気持ちを尊重し理解することが治療のポイントにもなるからです。もちろん、限界設定に気をつけながらですが。

ですから、怒りを向けられるのは大変ですが、それは同時に治療のチャンスでもあるのです。

［事例F］激しい怒りを向けた男子境界例患者の治療例——二二歳・学生

▼怒りを向けてきた実際の事例をとおしてどうされたのか、教えてください。

——実際となると、なかなか理屈どおりにはいかないんですが、一例をあげます。

Fは二二歳の男子学生ですが、希望の大学でなかったり、対人関係がうまくいかないこともあって、二年ほど不登校、引きこもりがつづき、家では母親に暴力をふるうことがしばしばありました。母親は困って精神科受診を勧めたところ、本人も胸や胃が苦しいというので受診に応じました。その際、今までの親への恨みつらみを話したところ「それはF本人に問題がある」と言われたため、Fは激怒し話し合いにはまったくならず、そこへの通院は、中断されたのです。以後、二、三の精神科医を受診しますが、同じことがくり返されたため、そこも中断し、そのあと引きこもりと暴力はエスカレートしていきました。

そのあげくに困った母親は、気乗りしないFとともに、筆者のもとを訪れました。さっそく、話を聞くと、Fの怒りはすさまじく、両親やこれまでの精神科医を罵倒することで終始しました。筆者も圧倒され、ぼーっとしていたら「精神科医が黙っていてどうするんだ」と挑戦的に迫ってきたのです。以下、そのときのようすです。

――何か言っていいんですか？　①

F　もちろんや。そのために来てるんやから。②

――でも、今のあなたの勢いからしたら、何を言っても何を聞いても蹴飛ばされそうで、聞くのをためらっているんだけど？　③

F　そんなこと、心配はない。聞くから言ってくれ。④

――それじゃ、いちばん最初に両親に腹が立ったときと、最近、腹が立ったときのことを教えてくれるかな。⑤

そのあと、Fは小さいころ、塾やスポーツクラブ通いを強制させられていたこと、そして最近は

「胸が苦しい」と言ったとき、母親に「先生（前の医師）が心配ないと言っていた。あまり、寝てばかりだから運動でもしたら」と言われ、すごく腹が立ったと述べた。

――じゃ、胸の苦しさやその心配をわかってもらえなかったことに腹を立てたんやね？

F　そうです。

――それで今、胸の苦しさについては安心できてないんやね？

F　医者は簡単に話を聞いて、心電図と血液検査だけして、異常ないという説明だけや。こちらは心配でしょうがない。この阿呆（母親のこと）は俺の心配を全然わかっとらんし。

――じゃ、胸とおなかの苦しさについて徹底的に調べてほしいんですね。

F　あたりまえや。

そのあと筆者は、本人の身体症状の詳細・歴史を詳しく聞いたあと、知り合いの大病院に紹介した。その結果はどこも異常はなかったが「どこも異常がないといっても苦しさはつづいているんでしょ？」と聞くと、肯定したため「検査結果に異常がないといっても、身体の内部ではいろんな変化が起きているかもわからないので、それを考えていきましょうか」と、面接を提案すると、むしろ積極的なかたちで応じたが、親にも自分のことをわかってもらいたいというので、家族合同面接をつづけることになった。

ただ、このときでも、母親にたいして大声を張り上げて怒るため、「あなたが、あまり怒った言い方をするので、私は少しこわくなったり、冷静な判断ができにくくなる。治療を成功させたいならゆっくり静かに話すほうがいいように感じるが、あなたはどう思うか」⑹と聞くと、「そんなに自分は怒っているんですか」とびっくりしたように言い、「そうです。何かおどかされている感じがします」⑺と言うと、本人は、少し考えこんだようでした。

このときはじめて母親も「私も、いつもこわかったのです」と言うことができたのです。そして本人は「大きい声を出すのは自分のことをわかってほしかったからで、わかってもらえないとき、どれだけ辛いかわかってもらおうとして怒った」と述べました。

結局、話し合いの結果、大きい声を出さなくてもわかってもらえることが確認され、母親もこわがりすぎて、つい本人の苦しさの理解まで頭が回らなかったと反省したのです。このあとは、今まで述べてきたような限界設定をおこない、面接を継続できるようになりました。そして、自分の怒りの背後に、周囲の無理解への不満、身体の心配があることを言いつづけましたが、最近では自分が満足した生活ができていなかったこと、自信のなかったことに注意が向きはじめています。

［事例F解説］

⑴前治療者と両親への怒り—頼りにする人にたいして怒りが出やすい

▼この例は、ほんとうに前治療者や両親への怒りが出ていますね。

——おそらく、それだけその両者を頼りにしているということなのです。怒りや攻撃は必ずといっていいほど境界例治療のなかで生じてきますが、対応は境界例治療のなかで、もっとも難しいもののひとつのような気がします。

▼難しくさせている要因には何があるんでしょうか？

(2) 相互性（話し合い）の不成立とその再建の試み――素直さの重要性

――いろいろなものが複合していると思われます。そのなかでまず考えられるのは、相互性（話し合い）が成立していない点です。

▼それで①から⑤までの試みをしたんですね？

――ええ、ただこれは意識的にそうしたというより、治療者のほうが相手の怒りに圧倒されて、自然にそうならざるをえなかったといえます。

▼ただ、その結果、②と④のように本人のほうから聞く姿勢や能動性を引き出せていますよね。

――そうです。圧倒されているときは正直に圧倒されている姿をみせればいいのです。そうすると、本人も治療者からの威圧感が少なくなって、治療者の言うことや質問を聞きやすくなるんです。

▼そうか、あまりいいかっこせずに正直に圧倒されている姿をみせればいいんですね。

――その「正直に」というのが、実はたいへん難しいんですけどね。

(3) 怒りの原因の共同探求

▼それで、話し合いができそうになったら次はどうなるわけですか？

――相互性成立の次の課題は怒りの原因を探ることになりますが、これはあくまで、治療者がリードしながらも、本人に考えさせていくことが大事です。

▼前治療者のようにいきなり、怒りの原因を本人の責任にしても、本人にはそれを受けとる余裕がな

く、いっそう怒り返すよりしかたがなかったわけですね？

――そうです。だから、本人と歩調を合わせて考えていく姿勢が大事なのです。それで彼は、周囲の無理解にたいする不満と身体の不安が出せたのです。
▼怒りの背後にはたいてい不信と不安がうごめいていますね。それで、次の作業はどうなるんですか？

(4) 怒りのコントロール

――次に大事なのは、怒りのコントロールです。この「怒りのコントロール」は、境界例にみられる「果てしのないむさぼり」のコントロールと同じくらい大事で、放っておけば、事故の生ずる危険が高くなります。境界例患者はしばしば、自分がそんなに怒っていると自覚していないことが多いので、その自覚からはじめないといけません。さらには、自己主張の表現でもある怒りのプラスの意味を理解したうえで、怒りの破壊性（ここでは治療を破壊すること）についても気づかせなければなりません。このときのポイントは、治療者の「怒りにたいする怯えの感情」であって、それを正直に言うことで（⑥と⑦）、本人は少し気づいてくれたようです。
▼やはり、正直がいちばんいいんですね。
――ただ、断っておきますが、いつも治療者が「こわいです」と言うのがよいとはいえませんよ。要は、治療者のなかに生ずる感情を手がかりに、いちばん最適の対応を模索することで、それがいちばん正直といえます。
▼それで、F君は今どうなっていますか？

――幸い、今のところ怒りをコントロールし、内省に向かいつつありますが、いつもこうなるとはかぎりません。境界例にかぎらず、むさぼりや怒りは、人間に課せられた永遠の課題でもあるからです。

▼ほんとうに怒りのコントロールって大事ですね。ある家庭内暴力で困った両親が、公的な相談機関に行ったところ「できるだけ本人の言うとおりにしてあげてください」と言われてそうしたが、ますます暴力はエスカレートし、ついには父が子どもを殺害するところまで追いこまれた悲劇を思い出しました。

――ええ、ただそうはいっても、このコントロールはたいへんです。本人との対決をふくまざるをえなくなりますから。

▼でも、今されたように「自分（治療者）のほうがこわがっている」というように、ある程度、治療者側が問題を引きとって、本人をあまり責めないかたちで話し合えるといいんじゃないですか。

(5)要約

――そうです。このような怒りの背後にある、相互性のなさ・不信・不安・コントロールのなさ・無自覚などにたいしては、それに直接向かうより、ある程度、治療者の感情を出したり、治療者が責任を一部、引きとってあげたりして、怒りの背後要因からじっくり扱っていくほうが、望ましいようですね。もっとも、境界例患者の場合は、ストレートにきびしく怒られることをひそかに望んでいる場合もあるので、これもケース・バイ・ケースですね。

第一三章　境界例治療事例集

▼さらに理解を深めるために、別の事例を提示してくれませんか。
——わかりました。どれも典型例かどうかわかりませんが、いくつかあげてみます。最初のG事例は、治療目標や治療構造や限界設定の大切さを教えられた例です。

［事例G］むさぼり、自己のなさ、限界設定の重要さを示した例——一八歳女子・高校中退

　Gは一八歳の少女で、高一のころから不登校となり、家で引きこもる生活になった。そのうち、家庭内暴力が発生し、「こうなったのは親のせいだから、なんとかしてくれ」という訴えが激しくなった。困った両親はカウンセラー（中年女性）のもとへ相談に行くようになった。もともとGは、素直で両親の言うことをよく聞くいい子だったとのことで、今度のことで、両親はとても困惑して

いるようであった。

カウンセラーは両親に「できるだけ本人の気持ちになって言うとおりにしてあげて」という対応の指導をした。しかし、彼女の荒れはおさまるどころかだんだんひどくなった。両親がこのことを訴えると、カウンセラーは本人に手紙を書いたり、電話をしたりして本人の気持ちをくもうとした。

最初のうち、本人は心をあまり開かなかったようだが、徐々に辛さを訴えるようになり、カウンセラーはできるだけ、その辛さに共感しようとした。その気持ちが通じたのか、本人はカウンセラーのところへ来られるようになり、今までの辛かったことや、とくに母にたいしての不満や怒りや、学校時代の嫌なことについて述べだした。カウンセラーは、さらに共感的に聞くようになってきたところ、面接回数を増やしてほしいと言われ、それに応じた。また面接外にもふらっとあらわれることがあり、それにたいして時間の許すかぎり、誠実につきあおうとした。また喫茶店でも会いたいという本人の希望を満たしてあげていた。

そのうち電話が時間外にかかってくるようになり、それにも応じてあげた。しかし、その電話が深夜に、しかも頻繁で深刻な内容（「親を殺したい」「家にいたくない。カウンセラーの家で暮らしたい。それを受け入れてもらわないと死んでしまう」など）になるにしたがって、カウンセラーは徐々に重荷になってきた。そして、以前から思っていた「これだけ要求を受け入れ、愛情を満たしてあげているのに何がまだ足りないのかしら。もう少し人の迷惑も考えたら」との疑問が生じてきて、ついに「深夜の電話だけはやめてちょうだい」と本人に伝えた。

それを聞いた本人は激怒し「今まで『私の辛さはよくわかる』とか『最後まで見捨てない』と言

っていたのは嘘だったのか」と言い「あんたに見捨てられたから、私は死んでやる」と言って、その夜、手首を切った。命に別状はなかったものの、家族からは「最初は少しよかったように思えたけれど、結局、同じようなことになってきて、今はカウンセリングにかかって、かえって悪化した」と言われた。

これを聞いたカウンセラーはすっかり落ちこんでしまい、筆者に相談に来るとともにこのGを引き受けてくれないかという依頼をしてきた。筆者は、境界例の病理を説明するとともに、彼女が来たいならみましょうと述べた。ただ、そうはいっても、彼女はなかなか筆者のもとに来所せず、そのカウンセラーにひきつづきしがみつこうとしたが、カウンセラーが正直に自分の限界を認めたために、Gもしぶしぶ、筆者のもとにやって来た。

最初五回ほどの審査面接をおこない、ある程度の関係ができたあと、面接のルール（面接外の電話は原則として禁止）、限界設定（カウンセリング中は自傷他害の行為はしない。すれば入院）を敷いたあと、面接をつづけた。その面接のなかでわかったことは、「いくら聞いてもらったり、何かしてもらっても、満足しないこと」「ほんとうの満足が何かわからないこと」「満足を感じる自分自身がいないこと」などであった。

この流れのなかで、本人の課題は徐々に「自分で考える」「自分で決める」「自分で行動する」「自分の行動の責任は自分がとる」という自立や自己確立となってきた。そして、本人のもっとも苦手とする問題、境界例にとっては最高の難問「自分がほんとうのところ何を求めているのか」という問題についても考えられるようになった。少しずつ、アルバイトと大検の勉強をしはじめ、大学のデザイン科に入学した。もちろん、そのころは暴力やしがみつきもなく落ち着いた状態だったので、筆者とのカウンセリングは一応終了したが、そのあとも不安になるたびに相談に来ていた。

ただ、入学にいたるまで、筆者との間でも、行動化の頻発やルール破りが続出し、そのたびにそのことをふくめ治療全般のことを話し合うことがくり返された。しかし、いくら話し合っても同じことがくり返され、なかなか自覚が深まらず、治療者がうんざりしかけたときもあった。ただ、根気よく接していると、少しずつ自分の感情や自分の問題点に気づきだし、大学入学までこぎつけたのである。現在は結婚しているが、それでも、ときどき面接を求めてくる。

［事例Ｇ解説］

(1)臨床家の多くは十数年前から境界例に悩まされはじめる

▼これは、いつごろの事例ですか？

——一〇年以上前の事例です。成田善弘の『青年期境界例[32]』という好著が出る数年前で、私のなかでちょうど境界例への関心が高まってきていたころです。精神分析学会では、これよりかなり前から話題にはなっていましたが、このころ一般の臨床家のなかでも、境界例にふりまわされる人が増えてきていたようです。

▼この事例は、実によく境界例の特徴があらわれていると同時に、治療の入口の大事さ、難しさを教えてくれているようですね。

(2)三点セットの重要性——体験の大事さ、中途変更の困難さ

——この事例でつくづく感じることは、第九章でも強調したように、①治療構造の確立・ルール作り、②限界設定、③治療目標の共有、がいかに大事かということです。これらは境界例治療の三点セットか、三種の神器ともいえます。

▼それから考えると、このカウンセラーの方は、こういうことをあまり知らなかったのでしょうか？

——いや、そんなことはないと思います。ただ知識として知っているのと、その問題点のすごさを実感として体験しているのとはやはりちがいますから、失礼ながら、知識上だけで、重症境界例の治療経験はなかったようです。

▼準備をあまりせず、治療か、カウンセリングに入ったということですか？

——そういうことかもしれません。

▼ただ、途中で変だと思わなかったんでしょうか？

——もちろん思ったと思います。しかし、いったんはじまった受容・共感路線は、おかしいと思ってもなかなか途中でやめられないんです。だから、理想的には、スーパービジョンを定期的に受けながらカウンセリングをすべきです。それにカウンセラーの方のなかには、受容・共感こそ治療の王道と考えている人も多いので、よけい変更は難しかったのかもしれません。

▼でも、ほんとうの受容・共感って、相手に具合いの悪い問題点を感じると、それを取り上げそのことをめぐって対話するってことなんでしょう。

——そのことにも気づいておられたようですが、むしろ「自分の受容・共感が不十分だからこうなった」とも考えていたようです。それで結局、行き詰まっていったようです。

▼人間というのは、ぎりぎり困ってから相談に来ることが多いんですね。だから、理想でしょうけど、あらかじめどれくらい困ることになるかの予想が大事なんですね。

(3)苦の移しかえに注意――「辛いですね」「たいへんですね」発言の危険性

――そういう三点セットの下準備を十分にせずに、ただひたすら親切に受容・共感を示し患者と交流をはかろうとしたと思われます。それは神経症レベルや健康部分の多い人には通じるかもしれません。そういう人はカウンセラーに援助してもらっても、悩みの解決は自分でするものという健全な自覚があります。しかし、境界例傾向の強い人は、悩みや苦はすべて治療者に移しかえられてしまうので、下手に受容・共感すると、はてしない悪性の依存が生ずるのです。

▼だから、境界例的な人に「辛いですね」と不用意に共感したようなことを言うと、その辛さを治療者が全部とってくれるのでは、と考えてしまいやすいんですね。

――そういうことですが、もちろん「辛いね」と言うのは絶対にいけないことではありません。ただ言うからには、そのプラス・マイナスを考え、相当の覚悟をしておく必要があります。

(4)はてしなき欲求と「自己のなさ」

▼G事例にもどりますが、Gのなかでいちばんめだつものは何ですか?

――それは、彼女の飽くなき愛情欲求です。最初は面接だけで満足していたのかもしれませんが、そのうち面接の回数の増加、面接時間外での接触、電話、それも頻回で深夜にまでおよぶ電話の要求とエスカレートしていっています。これにたいし、カウンセラーは誠実に対応し「愛情飢餓」にたいして、愛情を満たしてあげれば落ち着くと考えたのかもしれませんが、そうはならなかったのです。

▼どうしてなんでしょうか?

——境界例が、このようにはてしのない「むさぼり」の状態になるのは、結局「自己のなさ」に大きな原因が求められるのです。自己がなければ、満足する自己もなく、したがって、いつまでも不満の「無間《むげん》地獄」に陥ることになります。逆に自己がしっかり確立していれば、そんなに物が与えられなくても自足します。人間は自分で考え、決断し、自己責任をもって行動したことに関しては、結果がどのようなものであれ、そこにある種の満足を見いだすものです。

ですから「自己確立」の不十分な境界例に安易な共感は禁物であり、また「本人の言うとおりにさせる」のはたいへん危険なことで、欲求はエスカレートし、とどまるところを知らなくなります。そして、もっとも深刻な悲劇である、傷害・殺人のような事件にまでいたることもあるのです。「むさぼる自己」は「満足を知らない自己」でもあるのです。したがって、まず治療構造という外的枠を作ってあげて、そのなかで治療的対話をおこなうと、徐々に内的枠ができ、自己確立へ向かっていくのです。

▼自己の欲求をコントロールする「自己」の育成が大事になるんですね。

——それがたいへんなことなのです。この事例も、治療構造、限界設定をやって再スタートしたにもかかわらず、再三ルール破りや限界を越えたりして、さんざん苦労させられました。前に述べたように限界設定は、それを維持しつづけるほうが難しいといえます。

▼この事例は終わっていないにしても、まだうまくいった気がしますが、いつもこんなにうまくいくんですか？

——とんでもないです。境界例の治療とは、うまくいかないことと苦労の連続です。G事例などはかなり運のよいケースです。逆に、G事例と似たような事例でうまくいかない場合を考えますと、以下になります。

①前治療者にしがみついて離れない（Gの場合はカウンセラー）。
②カウンセラーから離れるが、治療者（Gの場合は筆者）のもとにあらわれない。
③あらわれるが、話し合いの通じないまま、別れてしまう。
④限界設定など三点セットのきびしさに反発して別れてしまう。
⑤契約が成立して、治療がはじまるが、行動化の頻発などで入院となる。もちろん、入院になっても治療者のもとに通いつづけてよくなる場合もある。
⑥治療者と喧嘩別れしてしまう。
⑦ちょっとよくなっただけで、問題点の解決なしに別れてしまう。
⑧限界設定に耐えられず、別の治療者のもとに行く。
⑨治療者が耐えられなくなり、別の治療者にお願いする。

▼なんか、話を聞いていると暗くなってしまいますが。

——明るくはなれませんが、この③から⑨の場合、患者にまったくプラスになっていないかというと、そうともいえません。やはり、治療者が真実を示し、辻先生がいつもいわれるように、ものの道理を示しつづけることで別れが来たなら、それはそれでしかたがないことです。患者はそれまでの営みで、何かこれまでとはちがった手応えのようなものや新たな気づきを感じている可能性がありますから。

▼そんなに楽観的に考えていいんですか？

――たとえば、こういうことがあります。以前、家庭内暴力・不登校の高校生と喧嘩別れしてしまいましたが、七年後に再びやって来たことがあります。別れたあと、働いたり、大検を受けたりして大学に行き、落ち着いていて、今度は自分の彼女がどうも心の病ではないかと思って、筆者のもとに相談に来たのです。前のことを聞きますと「あのときは腹が立ったけど、よく考えてみれば、先生ぐらいきちんとほんとうのことを言ってくれた人はいない」と言ってくれたのです。

▼③から⑨のようになっても、単純に失敗例とはいえないかもしれないんですね。

――失敗にはちがいないです。私自身「もう少し、こうしたらよかった」と反省していますから。でも、これも辻先生がいわれたことですが「失敗は、実は成功なんです」。

▼謎のような言葉ですが、なんとなく伝わってはきます。しかし、それよりも興味があるのは、先生（筆者）の反省で、それを詳しく聞きたいですが。

――それはもう少し時間をください。まずはうまくいった例を整理して問題点の解明をするほうが先ですから。そのあとゆっくり話していきましょう。

▼それとあと、つけ加えておくことは？

(6)家族の境界例的傾向を理解しておくこと

——ここで、Ｇの家族がカウンセラーに「むしろ、悪化した」と非難を向けていますね。境界例の家族は、ときにこういう態度をとるので、気をつけなければなりません。

▼なんか、ひどい話ですね。これだけカウンセラーの方が一生懸命やっているのに。

——それは治療者側の論理です。家族にしたら必死の思いでカウンセラーに期待をしているわけですから。それに境界例の家族はそんなに悪い人間ではないですよ。むしろ純粋に子どものことを思っている方が多いように思います。

▼それでは、なぜ、こんな反応をするのですか？

——それはね、境界例の家族の方も境界例的傾向をもっていることが多く、患者と同じような幻想を向け、治療者を理想化しやすいんです。一家全体が、境界例的雰囲気というか境界例的コミュニケーションに支配されて、その結果、都合の悪い部分は分裂・否認・排除され、なかなか真実をみることができないような状態に追いこまれているんです。だからそこを理解してあげながら、最初にきちんとした説明をしてあげるべきだったのです。

それから当然ですが、おもしろいことに本人が成熟していくと同時に、家族にも健康的態度が増えてくることを添えておきます。

▼いずれにしてもたいへんだと感じさせられました。次の例にいってください。

——ふつう人間は、まったくよい人もまったく悪い人もいませんし、すべてにおいて完全な人や不完全な人はいません。だいたいは程度の差こそあれ、その両方をもっているものです。しかし、境界例は、先述したようにこの点について無知であるゆえたいへん苦しむことになるし、周囲をふりまわすことになるのです。以下、その事例です。

［事例H］分離・明確化に欠け、分裂機制の強かった事例──二五歳女性

二五歳の女性Hは、高卒後何回も就職するが、いつも短期間で辞めることが多かった。理由は、仕事が合わない、人間関係がうまくいかない、意地悪された、などであったが、そのことで辛くなり、何回かリストカットや自殺未遂をくり返し、精神科医やカウンセラーにかかるが、これも長続きしなかった。

本人と会って、仕事や治療が長続きしない原因を探っていったところ、少しでも嫌なところがみつかると、やめてしまう特徴のあることがわかった。自己にたいしても同じで、少しでも自分の嫌な点がみえてくると絶望的になり、死にたくなるとのことであった。このとき「人間は、全部黒玉（悪い部分）か白玉（よい部分）のどちらかなんでしょうか、それとも黒玉も白玉も混じりあっているのかしら」と聞いたところ、はっとしたようすで「私は、今まで、人間は黒か白かしか考えてこなかった。両方が混じり合うなんて考えられない」と言ったので、しばらくそのテーマをめぐって話し合いがつづいた。その結果、彼女は黒玉（無視される、冷たくされる、意地悪される、嫌なことを言われるなど）と白玉（話を聞いてもらえる、微笑みかけたり挨拶してもらえる、励まされたりするなど）の部分をより分け、白黒を明確にすることが少しずつできるようになってきた。さらには、黒玉のなかにも、

白の要素があることに気づくようになってきた。たとえば、嫌なことを言われても、それはHのことを考えて言ってくれたのかもしれないとか。その結果、相手をより全体的にみることができるようになり、前の治療者のことも評価できるようになり、自分のなかに嫌な点をみても、すぐに絶望的にならずに全体としてみることができるようになって、再び意欲を出して就職口を探しだした。

この例においても、簡単にそれがみえてきたのではなくて、治療者への怒り、行動化の頻発、ときどきの中断をくり返しながら、徐々に統合的全体的視点を獲得しつつあることである。もちろん、その獲得の程度は不十分で、今後また一方的にしか考えられないことも予想されるし、よき別れはまだまだ先の話である。

［事例Ｈ解説］——分離・明確化・統合の重要性

▼小児的思考の分裂機制を強く示している事例ですね？
——そうです。境界例は、先述したように、自己や対象のよい点・悪い点を明確化したり分離したりできないため、ちょっとした部分で全体を決めつけてしまい、クラインのいう分裂（splitting）が生じます。あるときは、治療者・家族・友人など対象を素晴らしくよいものだとみ、あるときはまったくだめで邪悪な存在だとみてしまうことになります。治療者が両面に気づかせようとしてもかなり困難です。

自己にたいしても同じで、あるときは自分は素晴らしく自信に満ちた存在であるが、あるときはまったくだめな、なんの希望もない自分となるわけです。このように相手や自己への感情・評価が、ころころ変わるので周囲はかなり困惑させられてしまいます。とくに信頼感や自己評価が高まったと思って安心しているときに、いきなり不信感や希死念慮をふくむ絶望感を攻撃的に表明されると、まったくとまどってしまいます。このことは、第七章第二節をみてください。

▼このような分裂機制にたいしてはどうすればいいんですか？

――Hは「自分は人をみるとき、白（よい人）か黒（悪い人）でしかみない。白のなかに黒も少しあるとか、黒のなかにも白があるなんてまったく考えられなかった」と言っていましたが、こういう患者には、抽象的な話をするより、具体的なもの（白玉・黒玉といった）や比喩・たとえ話をつかって、話をするほうが通じやすいようです。すなわち境界例患者にあっては、抽象的で目にみえない心の動きを感じとることが苦手で、目にみえる具体的なものしか感じとれないことが多いのです。

▼これは、馬場禮子の「虫食いリンゴ」の比喩[52]と似たやり方ですね。すなわち、境界例患者にたいして「少しでも虫が食っているリンゴは食べないでいる」ことを気づかせて、ちょっとでも黒が混じっているとだめ、という絶対化的な姿勢を考えさせることですね。

――そういうことです。この分裂は境界例の根本病理のひとつで、この克服が境界例治療の最大目標のひとつとされています。ここでくり返し注意しておきたいのは、分裂と分離はちがう現象だということです。分裂（splitting）は、裂けてしまう（splitの訳は「裂ける、割れる」）印象が強く、分離（differentiate）は、より分ける、選別する意味です。だから、分離（選別）によって、われわれは全体を正確にみることができるようになるのです。分離ができなければ分裂が生じ、分離ができることで全体的統合が可能になるのです。

その意味で、分離・明確化・統合とは、境界例にかぎらず人間の営みにとってものすごく重要な意味をもってくるだろうし、この成長を促進させることが、すなわち治療であるといえるのです。

▼ただし、簡単にはいかないんですね。

――もちろんです。G事例と同じく、分裂に気づかせたり、白と黒をつなごうとしたり、別の視点を入れたりするのはたいへん難しいだけではなく、患者の怒りを引き起こします。何かビオンのいう「連結への破壊的攻撃」[48]を連想させます。

したがって、患者のペースに合わせながらゆっくりやらないとすぐ怒りと行動化を引き起こしますが、逆にゆっくりすぎても「生ぬるい」といってまた攻撃されます。こうしたことから考えますと、このH例もやはり幸運な例です。同じような症状なのに不十分なまま中断に終わった例は多いです。もっともその治療が役に立っていないとはいえませんが。

▼たいへんですが、気を取り直します。それで次は？

――次は、自己・他者それぞれの感情についての気づきができなかった事例です。この患者にあっては、自己と他者が未分化でした。すなわち、自他の感情についての無知が強く、神秘的融即や投影性同一視とも関連した機制のめだった事例です。

境界例は自己が育っていないといいましたが、自己の感情を正確にみることもたいへん苦手です。このため、他者の感情もきちんとみることができず、自己の感情を他者の感情のように思いこんだりして、いろんな混乱が生じてきます。

［事例Ｉ］自己・他者の感情の気づきの悪い事例——一七歳女子・高校生

Ｉは一七歳の女子高校生。高一の中ごろから不登校になっていた。もともとはひじょうに素直でよい子で成績もつねにトップクラスだった。高校にはいってから、人間関係がうまくいかなかったり、先生に自分の思いが伝わらなかったことで落ちこむようになった。それと同時に、過呼吸や失神発作・めまい・拒食・リストカットなどが生じてきたため、内科医・精神科医・カウンセラーを経て、筆者のもとに紹介されてきた。

症状や困っていることの聞きとりと、その背景の共同探求に努めると、徐々に落ち着いてきた。そうなると、少し筆者のなかで安心感が生じてきた。しかし、ある日の面接でその安心感を打ち砕くように、「今日の先生は冷たい。無関心だし、イライラそわそわしている。どうせ私のことなんかより、講演や本を書くことに気をとられているんでしょ」と、彼女は攻撃的につっかかってきた。それが少しあたっているところもあったので、境界例特有の鋭さにびっくりしたが全体として、当の本人に無関心であることはなかったので、次のように対応をした。

——えっ。どうして、そう思ったの？

Ｉ　だって、今日は表情や態度がちがうもの。

——どういうことか説明できそう？

Ｉ　いつもの先生とちがって、目つきに真剣さがないし、言葉も迫力がないし、態度に落ち着きがないし、全体に誠意がみられない。
――たしかに、他に考えなければならないことはある。でも、今は君の面接に集中しているつもりだけど、僕の言葉をどう思うかな？
I　それは、先生の言いわけよ。心底、私のことを考えているとは思えない。先生は口がうまいから、なんとか、私を丸めこんできたけど、結局、私のことなんか考えてないんだわ。
――（このあと、同じようなくり返しの押し問答がつづいたあと、）いずれにしても、先生は「君のことや君の人生のことを考える」気持ちはもっている。これにたいして嘘はつけない。でも、今のあなたと私の間には、ずれがあるようだ。どうしてこんなずれが出てきたのかとても不思議だ。このずれについて来週までいっしょに考えよう。

と言って、ずれの内容とずれの原因を考えることの大事さを紙に書いてわたしておいた。その後、かなりの期間、ずれがテーマとなって話し合われた。その間にも、幾度も荒れたり攻撃的になったり、リストカットなどの自傷行為があったりしたが、ほぼ十数回の面接のあと、次のことが明らかになった。

本人の言葉を要約すると「先生にかかって、落ち着いてくるにしたがって、先生の存在がとっても大事に感じられて命綱のように思えてきた。そうすると、もし先生がいなくなったらどうしよう、見捨てられたらどうしようという不安が強くなってきた。当時はそのことにほとんど気づいていなかったけれど。それで、先生の表情や態度にとても敏感になっていたんだと思う。でも結局、それは私の心配や不安のあらわれだったのだと思う。いずれにしても、そのとき、先生がぼーっとしていたようにみえたので、心配のあまり怒って先生に訴えたのだと思う。私の主張を認めてくれないので、ますます不安と怒りは強くなったけど、先生といっしょにずれや怒りや不安を考えているうちに、結局、私のほうが見捨てられ不安のあまり、イライラそわそわしていたのだと思う」ということだった。これについて、さらに聞くと、

――なぜ、そのとき、自分の不安やイライラそわそわに気づかなかったのだろう?

I　なんでかな。余裕なかったんやろか?

――そう、余裕のないときって、自分の心をみつめにくいよね。

I　そう、それに自分がそんな不安をもっているって思いたくなかったし。

――そんなとき、人間って自分の気持ちがみえずに、自分の気持ちを相手の気持ちだと思ってしまいやすい傾向があるんだけど、Iさんの場合はどうだったかな?

I　そういわれれば、そんな気がする。先生がイライラそわそわしているって言ったけど、結局あれは自分の気持ちね。

といった対話になり、彼女は自分の感情に気づきはじめた。ただ、そのあとも少し不安になると自分の気持ちに気づけず、また治療者を責めることが生じたが、また同じようにずれを考えさせる方向で作業をおこなった。このくり返しの作業の結果、本人の落ち着きは徐々に増してきて、将来

のことを考えられるようになった。そのあと、大検を受け、自分の希望大学のスペイン語学科に受かった。それからは、前のような症状はほとんどなくなり、カウンセリングは一応終わったが、ときどき不安に襲われることがあり、そのときはそのつど面接している。

［事例Ｉ解説］――苦の移しかえ、神秘的融即、投影同一化

▼こういうＩの状態を自他の感情の未分化、神秘的融即、投影同一化と呼ぶんでしょう？

――難しい言葉を使うとそうなりますね。Ｉのような境界例の場合、自己のなかにある不快で深刻で恐ろしい、見捨てられ不安のような感情を自覚したりするのは、とても困難で、その感情を、知らずに相手に移しかえてしまう現象が起きます。自己の感情に関する無知がひどいのです。

▼これが起きる原因は？

――この原因は、①自己が脆弱すぎて、とうていそういう辛い感情に直面できない。その辛い感情を避けようとする、②同じく、その辛い感情を保持できない、③そのとき、その辛い感情を移しかえやすい、いちばん甘えやすい相手（治療者、ガンダーソンのいう一次対象[44]）が存在するので簡単に移しかえる、④自他の感情の区別に関する無知がひどいので、見捨てないで治療しようとする相手の真の感情に気づけないでいる、ことが考えられます。

▼移しかえたら安心なんでしょうか？

――いえ、まったくそうではありません。移しかえた相手の動静が気になってしかたがなくなり「落ち着きがない」「無関心だ」と責めたりします。このとき治療者はいわれのない非難を浴びたように思い、困惑することが多いのです。クラインのいう投影同一視と同じ現象です。投影同一視とは「自己の願望や衝動や怒り、絶望などを対象に投射し、それを対象の側のものとして認知し、それに対応することで自分の願望や衝動や敵意を支配しようとする」ことをさし、先の分裂機制と同じく境界例の重大特徴です（二三〇ページ参照）。

したがって、治療者はこの自己感情の無知や移しかえ現象に十分注意し、これが出てきたらずれを考えさせて、自己の感情に気づかせなければなりません。しかし、これはたいへん重要であるとともに、しんどい作業でもあります。Ｉは境界例でもまだ軽症ですが、それでも十数回かかっています。さらにやっかいなのは獲得したと思える気づきが、ちょっとしたことで無知の闇に覆われることです。これは本人がはっきり開けたと思っても、本人の深いところで統合されず不安になると、すぐにその気づきが分裂・排除されてしまうからです。

▼やっぱり、苦悩は移しかえたり、投影したりせず、お互い共有し合うほうが真の安定につながりますね。

——そのとおりですが、それが難しいのです。さらにやっかいなのは、治療がうまくいきだしたり信頼感が出てきたり、共有できているなと思ったときに移しかえ現象が生ずるので、うまくいきだしたと感じるときほど危険だと思ったほうがいいのです。これは、信頼感の芽生えが、治療者への執着になり、それが治療者を失う不安を呼び起こすからです。

▼この移しかえ現象にたいしてはどうすればいいんですか？

——難しいですがいろんなやり方があります。とりあえず私はこの移しかえ現象を尊重しながら、もっと素晴らしい共有化現象があることに体験的に気づいてもらうために、自己の感情の気づきのほうにやんわりと作業を進めていきます。つまり、分離や明確化の作業に似たような営みをつづけるのです。そして、ときに移しかえたり、ときに自分の感情をみつめたりと、もう少し意識的に主体的に、自由にできることを狙います。

移しかえ現象にたいし、治療者が下手に反論すると、喧嘩のような様相を呈してしまい、結局「先生は私のことを怒って見捨てている」というように、移しかえ現象や本人の無知を強めるので注意しなければなりません。

しかし、これも治療者によるので、ぐいぐい治療者がリードして相手の移しかえを直接的に気づかせるようにする人もいます。また、感情に気づかせるよりは投影という防衛機制そのものに気づかせようとするかもしれません。その他、いろんなやり方があって、治療者の個性がかなり出てくるようです。

▼では、次はどうですか?

——境界例ではしばしば、現実を無視し、相手を理想化する傾向がみられます。これは「外的対象をすべてよいものとみることで、悪いもの（攻撃性など）を否認し、いい面のみを過度に誇大視する傾向」のことをいいます。一種の魔術的万能的思考という感じで、これにたいする手当ても重要です。

［事例J］理想化と脱価値化（価値切り下げ・こき下ろし）が強い事例――引きこもりの一八歳女子

Jは中学のころより、摂食傷害や自傷行為があり、中二からはずっと不登校のままであった一八歳の女子である。ただ、家に引きこもっている間も自分なりに勉強をつづけ、社会へ出ようとしたが、今度は対人恐怖や確認強迫といった症状に悩まされ、母とともに筆者を訪れた。境界例と判断し、三回の審査面接をしたが、その間彼女は、「先生はなんでもわかってくれる。私の病気をすっかり治してくれる」と万能的期待を向けて理想化してきたので、「一部しかわかっていないこと」「治す主役はあなたであって、治療者はそれを少し援助するだけである」「したがって治るかどうかはあなたしだいだから、なんともいえませんよ」と説明した。すると本人はすっかり失望したようすで「やっとの思いで、先生がいいと聞いてやって来たのに、いったいどうしてくれるの」と憤慨を向けてきたので「ここで問題点を話し合い、原因を探ったり治療目標を立てたり、どうしたら治るか、いっしょに話し合うつもりですが」と答えると、怒りはおさまらず「先生が全部、治してくれると思っていたのにもう絶望です。それにきちっと治ると言わないで患者に不安を与えるなんて、あなたは医者失格です。もう二度とこんなところには来ません」と言って席を立とうとした。母親はあわてて引きとめようとしたが、筆者は放っておいた。しかし、一週間後にまたやって来て、この前のことを少し詫びたあと、またカウンセリングをつづけたいと言いだしたので、前回のことを聞くと「私、期待を大きくもちすぎていたんです。空想しすぎていたんです」とのことであった。

ただ、そのあとも「先生の自宅の電話番号を教えてほしい」と要求してきたので、その理由を聞くと「夜中に不安になってくると、どうしていいかわからないから」と言う。そこで「治療者は、プライベートな時間をもたないとすごく疲れてしまう。疲れたままだと、治療場面でも適切な対応ができず、結局あなたに迷惑をかけてしまう」と説明した。すると「先生のほうはそれでいいけど、私の不安はどうなるの」と言ってきたので、薬をのむこと、不安の中身を書くようにすること、ぬいぐるみを抱いたりタオルケットに身をつつむこと、電話できる相手に聞いてもらうこと、精神科救急を利用することなど、いろいろの対策案を出し、どれがよいか考えることになった。ただ、このときJは、「不安はゼロになるのではなく、不安を受けとめることが治療では大事だ」と気づきはじめたようであった。

以後、ときに理想化を向けたり、それが受け入れられないと筆者を非難し価値下げしたりしたが、おおむね話し合いは進み、アルバイトにも行けるようになった。また単位制高校に入学して前向きに人生に向かおうとしていたし、ボーイフレンドもできたことで、いちおうカウンセリングを終えた。

［事例J解説］――現実を知ることの重要性

▼Jは最初から、すごい高い理想や欲求を治療者に向けてきていますね。

――ええ、これでみるように、境界例は、治療者だけでなく親や周囲の人にも、理想化を向けます。理想化は現実に根ざしていない空想的期待ですから、すぐ現実とぶつかり、万能的期待が満たされない事態に出会うことになります。そんなとき、理想化されていた対象（筆者）はただちに価値のないものとして過小評価されたり、こき下ろされたり、攻撃されたりすることになり、周囲の治療者や家族などは、とまどうことになります。治療者の一部は、理想化を向けられて喜ぶかもしれませんが、理想化と価値下げはつねに表裏一体となっているわけで、理想化は幻想的で非現実的ですから、長続きはせず、すぐこき下ろしになるのがあたりまえなのです。

▼でも、誰でも相手を理想化しやすい特徴をもっているんでしょう？

――そのとおりです。ただ、健常人はその理想化に気づいているし、それがまれに満たされることはあっても、たいていは不可能だと気づいています。境界例状態にある人は、そこの気づきがないぶんだけ、やっかいなことになるわけです。

この理想化は「相手を神様のように仕立て、奴隷のようにこきつかい（事例Gにおけるカウンセラーを思い出すこと）、要求を受け入れてくれないと悪魔のように非難する」といった、アラジンの魔法のランプ願望を思い起こさせます。境界例の多くは、この幻想のランプを夢想してしまうのです。

この理想化が親に向かったとき、次から次へとはてしない要求を出し、ついには親が自殺を考えざるをえないところまで追い詰められた例を、よく聞きます。この意味で理想化は「むさぼり」と共通します。

▼理想化、魔法のランプ傾向は誰でももっているんでしょうが、なぜ、境界例でそんなに強くなるんですか？

――この過度の理想化の原因には多くのものが考えられますが、ひとつには治療者や治療の現実にたいする無知があげられます。現実の知恵より、幻想のほうが上回るのです。それから過度の悪性の依存性です。第三のものとしては、嫌なものをみたくない、すべて理想化しておきたいことです。第四としては、境界例特有の焦り、即座に解決してほしいという待てない気持ちです。

▼こういう過度の理想化にたいしてはどうすればいいんですか？

——これにたいしては、治療者は一定程度、本人の理想化幻想に理解を示しながら、徐々に治療や治療者の現実を伝えていくことが大事です。これはひいては、境界例治療の重大目標である現実認識の獲得への布石になっていきますし、現実の無知が徐々に改善していきます。ただし、やはり一回の話し合いではとうていだめで、くり返しの話し合いが必要になるのです。

また、理想化は、不安・苦悩を受けとめるといった現実的治療目標より、不安がゼロになる幻想的治療目標のほうに気持ちが傾くのです。したがって、幻想から現実への是正も、とても大事なことになります。

▼そうだとすると、この初回面接で、治療者が本人の退出を止めなかったのは、本人の理想化幻想に理解を示していないことになりませんか？

——そうかもしれませんが、このJさんがけっこう力のある人、すなわち境界例でも軽症にある人と考えたため、より真実を示したわけです

▼自殺するとか他の治療者のところに行くとか、また引きこもるとかの心配はなかったんですか？

——絶対にないとはいえません。ただ、まず自殺の話ですが、本人はみずから治療を求めて来ているし、幻想を破られたあとの怒りも表明できているし、自殺の可能性はほとんど感じませんでした。引きこもりがあっても勉強をつづけていたことで、かなりのエネルギーを感じたぐらいです。それ

から、他の治療者のところへ行ってくれたらそれはそれでいいのです。他の治療者が苦労を引き受けてくれるわけですから。さらに、こういう要求の強い方は、治療者のもとへ来るか、他へ行くか、いずれにせよ引きこもってもなんとかやっていくように感じました。

▼で、引きとめる場合はあるんですか？

――少ないですね。ただ、相手が自殺しそうな危険のある場合はそうします。それとか、そのとき、誤解を正したほうがいいと感じるときなどです。それから、なぜ出ていくのか、治療者に理解できない場合などです。

▼結局、Jはもどってきましたが、たいていはもどってくるんですか？

――いえ、そんなことはありません。もどってこない人のほうが多いようです。

▼なんか、冷たい対応ではないですか？

――境界例の方には、治療者が基底ではあたたかさをもちながら、実際の対応ではきびしく、ときには冷たくするほうが親切になることが多いのです。それのほうが現実を示せるわけですから。

▼でも怒りや攻撃がひどくなりませんか？

――そのときは、それについて話し合い、お互い理解を深め合う絶好のチャンスです。ただ、理想化願望は人間として当然のこととして理解を示します。ただ、そのためにも現実を知っておいてほしいのです。そして「一人でおれない不安」の対策、「一人でいられる能力（ウィニコット）[54]」の育成には、いろんな手立てを教えておくことが大事になります。総じてこの人（J）は、軽症で力のある人だと思います。前三例のところでもいいましたが、万能感・理想化の解決がつかないまま中断になる場合が多いわけですから。

▼次は何になりますか？

――境界例のなかで、かなり目だつ自己愛傾向の強い例をあげます。

境界例のほとんどは、自己愛傾向がかなり強いのです。自己愛とは読んで字のごとく「自己を愛する」ことです。「自己を大切にするし、他者との調和にも配慮する」健康な自己愛であれば、問題はありません。しかし、境界例の自己愛はかなり程度が強く、一方的です。つねに過剰な賞賛を求め、かぎりない欲求実現を空想し、自分が特別だと思いこみ、他者との優劣にひじょうに過敏で、他者を自分の目的のためとしか考えず、また他者への劣等感を感じるとひどく落ちこんでしまう、といったいささか病的な自己愛なのです。

［事例K］自己愛傾向の強い境界例――二六歳女性

二六歳の女性Kは、美貌にも才能にも恵まれていたが、憂うつ感に悩み、男性関係を多数もちながら、一時の満足感だけで真の心の安らぎはえられていなかった。そして、過剰なダイエットやリストカットをくり返したため、筆者のカウンセリングを受けることになったが、すぐ問題になったのは、Kの過剰ともいえる優劣意識であった。絶えず相手と自分を比較し、どちらがどの点ですぐれているかにばかり目がいき、それに苦しんでいた。

ただ、カウンセリングのなかで、徐々に「自分は他者と区別されているようにみえるが深いところではつながっている。自分は相手に支えられているし、自分も相手を支えている」ことを自覚し、優劣感情を超えて、それを包みこむ「相互性の大切さ」に目覚めていった。

あとで言うには「結局のところ、深いところで自分自身に自信がなかったことが、優劣にこだわりすぎた原因だと思う。これは結局、両親とくに母親に、小さいころ受け入れてもらえなかったことが大きな原因のような気がする。何をしてもあまり誉められず、もっとがんばりなさいと言われつづけていた。自分で言うのも変だけど、わりと男の子に人気があり、成績もスポーツもよくできた。でもなにか大丈夫という安心感がなく、人に表面では合わせていても、あまり、自分の落ちこみや劣等感を言えなかった。

このカウンセリングで、それを言えたし、言っても先生は、言えたことの勇気を逆に誉めてくれた。それで少し安心して、対人関係でもう少し自分の感情を出したら「Kさん。最近、素直になってきたようね」と言われて、とてもうれしかった。それで別に劣等感情を出してもいいんだなと少し思えるようになった。なにか今まで肩肘張って生きてきたけど、これからは自由に生きられそう。でも考えてみたらほんとうに私は優劣にこだわりすぎていた。これが簡単に治るとは思わないけれど、少しはのびのびと活動できそうな気がする」と述懐していた。

彼女は実際、このあと少しずつ自由に行動できるようになり、比較的早くカウンセリングを終了した。リストカットにしても少し傷をつける程度で、重症の境界例にくらべかなり自己コントロールがきき、また知的レベルも高く気づきもよかったことが幸いし、いわゆる「病的自己愛」から「健康な自己愛」への道を歩んでいっている。

［事例K解説］——病的自己愛から健康な自己愛へ

▼Kの問題点はどのあたりにありそうですか?

——その前に、他者と自己を区別することは、自己確立をするうえではたしかに必要な条件だと述べておきます。ただし、その区別・分別だけにとどまっていると、優劣意識だけに支配されやすく、心の平安は得られなくなります。宮沢賢治の童話「どんぐりと山猫」[55]のなかの一郎の判決にみられるような、優劣や分別を超えた相互性と思いやり・他者配慮性のある「無分別智」が次に求められてくるのです。

▼「無分別智」って何ですか?

——「分別智」を超えたもので、どちらも仏教用語です。

▼では「分別智」とは?

——区別をつけたり分化させていく知恵です。自分と他者を区別しておくことで、これは成長・自立に欠かせません。しかし、これが強くなりすぎたり、こればかりになると、絶えず他者との比較・優劣だけになり、それればかり敏感になって、安らぎのない状態がつづくのです。

▼それでは、「無分別智」とは?

——自己と他者、主体と客体の区別を超え、絶対・真実・平等・無差別の道理を照見する知恵で根本智ともいえます。
▼自己を確立するうえでは「分別智」が必要でしょうけれど、それだけでは不十分で、無分別智も必要なんですね。
▼そうです。だから、自己確立も「真の自己確立」となるには「自己を忘れること」、とくに「欲求・優越感・賞賛などに執着する自己」から自由になることが必要なのです。
▼Kは、これが十分でなかったんですね。
——そうなりますね。事例Ⅰは自己と他者の感情を区別する「分別智」が不足していましたが、逆にKは優劣に関する「分別智」が働きすぎたといえます。
▼どうして、そうなったんですか？
——この原因としては、幼少期の「両親による受け入れ体験のなさ」「自信のなさ」が、大きな要因を占めるのでしょう。もちろん、これは当時クライエントが言っていたことで、事実だったかどうかはわかりません。しかし大事なことは、本人にとってはそれが心的現実であり、それを尊重して、その修復を考えるのが治療的なのです。落ち着いた今、Kは「母はけっこういいところもあった」と言っていますが、その両親に受け入れてもらえなかったと思っていたときの心情はおおいに取り上げるべきです。
▼このような事例での治療ポイントは？
——要点は、「分別智」を捨てるより、「分別智」はそのまま大事にしながら、「無分別智」を育てていくことにあったといえます。そして、具体的には「劣等感情を素直に言い合える相互性こそ重要

である」という考えを、理屈だけでなく、実際にもカウンセリングで体験できたことが大きかったのでしょう。

しかし、多くの境界例や自己愛人格障害の方の病理はもっと根深く、K事例のようにうまくいく例は、比較的珍しいといえます。

▼短い事例はわかりましたが、次は、境界例治療例をはじめから終わりまで紹介してくれませんか。

――そうですね。今度はひとつの事例について、はじまりから一応の終わりまでをみていきましょう。

筆者は出会いと再会をふくむ別れだけがあると思っていますが、ただ、境界例の治療には、他の心の病以上に、確立されたマニュアルを見いだせず、手探りで格闘している毎日です。ですから、これも筆者の私的な体験のひとつと考えてください。ただ、そうはいっても、今までの部分的な事例紹介よりは、これによって、少しでも境界例の実像に近づいてもらえると思います。今回は、少し解説を入れながら紹介します。

［事例L］昭和四八年生まれ。初診時大学一年の女子学生―五年にわたる治療例

a. 成育史・病歴

母は神経質で不安定、Lを思いどおりに育てることに熱心。本人もピアノ、勉強に打ちこみ「手がかからない秘書のような子ども」と言われていました。成績優秀、委員長などをするが、悪口を言われることもあったようである（ここで、すでに母の過干渉がうかがわれ、また本人も過剰適応、主体性のなさの危険が見え隠れしている)。

中学は、有名な中・高一貫の進学校に入り、そのあとも勉強熱心はつづく。ただ高等部に進んだころ息切れがきたのか、過呼吸・発熱・失神発作・めまい・疲労感が出現し、各病院で診てもらうが異常はなく、精神科にも行くがすぐ中断する。このときは、母子ともに大学受験で頭がいっぱいのため、症状は無視されたようであった(高校のはじめで過剰適応の無理が心身症症状として出てきているが、このときは受験が優先されたようである)。

さて、猛勉強の結果、念願かなって希望の大学に入る。そのときは大喜びであったが、五月ごろから憂うつな感じが強くなって、閉じこもりがちになる。またダイエットを猛烈にしはじめ、拒食傾向が強まる。心配した母があれこれ言うと、かなり反抗的になったりしていっそう引きこもり・拒食傾向は強くなり、もちろん学校へも行かなくなる(入学によって目標を喪失した荷下ろしうつ状態と考えられる。また、その空虚感を埋めようとしたダイエットである。自己確立の不十分さがあらわれている)。

びっくりした母親は、本人に学校に行くように説得したり、食べるように言うが、本人の反抗はますます強まり、物を投げたり壊したりするので今度はそっとしておくようにしたのだが、いっこうに事態は改善しない。そうこうしている間に、今度はリストカット(手首自傷)も出現したため、前の精神科医のもとに行き、投薬治療を受けるが改善しない。それで、その精神科医は、あるカウンセラーを紹介したがやはりうまくいかず、リストカットや器物損壊の行動化が強くなってきた。

また、他の精神科医やカウンセラーのところへ行き、関係がつきかけるときもあったが、いずれも面接のなかで約束を守らないなどのトラブルが生じたため、長続きしなかった。そこで母親は、知り合いをとおして筆者のもとに本人を連れてきたのであった（境界例で、多くの治療者を遍歴することが多いのは、これまでの事例でも明らかであろう）。

b. 治療歴──筆者との治療開始

本人は、みた目は可愛い感じのする女子大生だったが、連れてこられたせいもあって、不機嫌さを隠さない。腹が立っているのか、本人に聞いても何も答えてくれないので、本人了解のうえで、母親から事情を聞き出す。そうすると途中から本人が、「お母さんの言ってることはちがう」と言うので、今度は本人から話を聞いた。しかし、本人の話はまとまりがなく、よくわからない。かろうじて「苦しく辛いがなぜだかわからない」「生きている実感がわかない」「何をどうしたいのかわからない」「無性に両親に腹が立つ」といったことが、うかがい知れた。

「専門家の私に何か望むことはありますか？」と聞くが、「わからない」と言うだけで答えられない。そこで、母親に望みを聞くと「早く落ち着いて学校に行ってほしいし、食べられるようになってほしい」と言う。すると本人が「まったく私の気持ちをわかっていない」と怒りだしたため、筆者が「そうね。あなたの気持ちが安らいでほしい。楽になってほしいことを言わずに、表面のことだけ言われると辛いよね」と言うと、少し落ち着いたようであった。

そこでとりあえず、「たいへんなことが起きているようなので、放っておくわけにはいかない。しかし、外来だけで治療していく自信はないので、悪化してくるようだと入院施設のある病院に紹介する。それと、相当くわしい事情を聞く必要があるので、一回一時間で三回から五回の審査面接をおこなって、そのうえで引き受けるかどうか決めますがどうですか？」と言うと、母親も本人も納得したようであった。

（境界例の話のわかりにくさ、治療目標を言えない点はよくわかっておくべきである。それから、先述したように軽々しく引き受けないで、審査面接をしてからのほうが安全である。）

c. 審査面接

初回では、いやいやながら連れてこられたLであったが、二回目からは、母親といっしょの面接を拒否し、自分だけで面接した。ただ相変わらず話にまとまりがなく、しかも一方的に切れ目なく話し、こちらが整理しようとすると怒るため、聞きとるのがたいへん難しい状態であった。しかし、わかったことは「高校までは勉強もでき、それなりに注目も浴びていたのが、大学に入るとまったくそういうことがなく、がっくりきたこと」「大学で同級生と話しているとみんなしっかりしているようで、一挙に自信を失った」「高校までは決められた勉強をしていればよかったのに、大学にはいると何を勉強していいかわからなくなった」「それにみんなサークルにはいったり、男の子とつきあったりするけど、私はちっとも楽しめない。この先どうなるのだろうか」という傷つき体験・失望感・劣等感・困惑・不安を訴えたことであった。

そして決定的な話は「入学したあと、素敵な男子学生がいて、友達になれたらと思っていたら、他の女子学生とつきあっているのをみてひどくショックを受けた」ことで、それから、きれいにならなくてはと思い、ダイエットをはじめたとのことであった。ただ、それはかなり無理なダイエットだったので途中で挫折したことを述べたあと「それをやってても、なにかむなしい感じがするのと、最近わけもなく母に腹が立ってしょうがない」こと、「生きていてもしようがない気分になる」

ことを訴えており、治療者は話をまとめるとともに本人の辛い気持ちを思いやるように努めた。

　また、母親からの話だと、少し落ち着いてきたが、夜中に突然暴れ出し、「死ぬ」と言って包丁を持ちだしたりするので取り上げようとすると、「こうなったのはお母さんのせいだ。お母さんを殺してやる」と言って向かってくるというびっくりするようなことが出現した。さっそくその話を本人にすると「全然覚えていない」とのことであった。

（入学後の失意体験・方向喪失感・無理なダイエットとその挫折・離人感・希死念慮・母への他責傾向・怒りとともに解離症状が起こることなどが明らかになってくる。ここに、自己の未確立や自己同一性障害があらわれていることがよくわかる。）

d. 治療契約成立

　一応、夜中の荒れといった解離現象はあったにせよ、無事に三回がすぎたため、次の取り決めをして治療をはじめることにした。
①治療構造の確立（ルールの取り決め）
　週に一回、一時間の面接。それ以外の電話や手紙などは原則として受けつけられない。あくまで、面接中心で話を進める。
②限界設定
　治療中は、リストカット・拒食・自殺未遂・暴力といった自傷他害の行為はしない。もしこの限界を超えたら、入院施設をもっている病院などに変わってもらう。通院では、ある程度の限界があることを示しておく。

③治療目標の合意

「治療に何を求めるか」という明確化は無理だったので、とりあえず「自分が真に何を求めているのかを、はっきりさせることを治療目標にしよう」ということにした。ざっと、こういうことで治療を引き受けていくことにしたのである。

e. 多彩な症状の出現・苦の移しかえ

面接では本人の苦しさが話題の中心になり、実は大学にはいってはじめて苦しかっただけでなく、中学も高校も無理をしていたこと、母親は勉強のことをやかましく言うだ、けでちっとも自分の気持ちをわかってくれなかった、と訴えつづける。筆者は、これにたいして「辛いね」と共感を示しながら、この苦しさをどうしようかというところに話をもっていこうとするが、なかなかそうならない。

それどころか、過呼吸発作・失神発作が頻繁に起きたり、声が出なくなったり、手足の麻痺を訴えたりとヒステリー症状が出現し、夜中に大声で暴言を吐くなどの解離症状が出現した。これをみた母親は「ちっともよくならない」と言うので、筆者はとても辛い思いをさせられた。

（本人は、境界例の特徴のひとつである苦の移しかえを無意識にやっている。筆者が不用意に共感を示すものだからよけいに症状を出して、筆者に移しかえてきている。話が進むので、治療が順調に進むのかなと思ったのだが、なかなかそうはいってくれない。前の治療者たちもこういう点で苦労したのであろう。安易な共感は慎むべきであると、事例Gのところで言っておきながら、筆者は同じ失敗をしている。また、あらかじめ悪化する時が来るかもしれないことを、患者・家族に伝えておくべきであったと反省した。筆者はつい、この安易な共感をしたくなってしまう。これはやく患者を理解し、信頼関係を結び、治療速度をはやめたいという筆者の煩悩のせいである。この危険な罠によくよく注意しなければならない。）

f．理想化が強くなる

しかし、一方で「先生はなんでもわかってくれる。こんなに話を聞いてくれる先生ははじめて」と理想化を向けてきました。この理想化にたいしては、生身の治療者像を示そうとしたが、本人の思いこみは強まる。そして、母への不満もあったのか、面接が終わっても席を立とうとせず、立ったあとでも、もうろう状態になって倒れたりした。

あるときは「先生の家で暮らしたい」と言ったり、また筆者がクリニックの玄関を出たところで、苦しそうに待っていたりして、家まで車で送らざるをえないときもあった。こうしたことに関しては、落ち着いているときは「ひじょうに悪かった。迷惑をかけた」と言うものの、ちょっとでも辛いことがあったり、疲れてくると、意識水準が低下し、治療者への甘えが一挙に吹き出てくるのであった。

（理想化と同時に治療者への執着・転移が強くなっている。）

g．症状の悪化と入院

家のほうでも、夜の行動化が激しく、本人のみならず母親をはじめとする家族の疲れもひどくなってきた。また、神経症・心身症症状に加えて、幻聴（死ねという声が聞こえてくる）も出現し、リストカットがくり返され、自殺願望も強くなったため入院を考えざるをえないところまで追いこまれてきた。

そこで、そのことを本人に言うと、すごい怒りと悲しみを示し「今までちゃんと聞いてくれていたのは嘘だったのか。私はもう見捨てられた。死ぬしかない」と言うので、筆者は「入院しても、ここに面接に通えますよ」（事実、入院先の病院とはそういう話し合いをつけておいた）、「それに今の状態だと、あなたをふくめ一家全体が倒れてしまうし、また最初に限界を超えたら入院だという約束でしたね」と説明した。それでも本人の不安は強かったので、ではその病院に何回か通って見学してみたらと言ったことで、何回かその病院に通院したところ、病院の先生の感じがよかったこともあって、ついに筆者の入院勧告を受け入れてくれた。こういうことが出てくると、やはり最初に限界設定をしておいてよかったと痛感した。

h. 入院中の本人

入院後、本人は意外と落ち着いたので、ほっとした。それから、母親のほうも、負担が軽くなったのか気持ちにゆとりが生じた。また本人と距離ができたこともあり、ゆったり接することができるようになったため、本人も母親に甘えたりできるようになった。入院中に、他の患者を助けてあげたりしてそれが本人の自信にもなったようであった。また、実際に病院から筆者のもとへ面接に来ることができていることで、別に筆者と切れてはいないという安心感ももてたようであった。

そのせいか、本人は気になっていた大学のほうに、ときどき登校したりすることもできるようになり、徐々に安定してきた。

i. 退院後の困難・行動化（リストカット）についての話し合い

退院後、本人は元気が出たのか、大学に行きはじめるが、やはり自分が何をしていいかわからない、皆から馬鹿にされているようだ、という辛さや不安に襲われる。

しかし、面接をつづけるなか、そうした不安や辛さに負けていてはいけない気持ちにもなり、またがんばろうと思っていた矢先、本人はかなり深めのリストカットをおこなった。このときは、次のような取り扱いと話し合いをした。

まず、リストカットにいたる事実関係と、そのときの彼女の心情を明らかにすることにした。彼女はその日、家具売り場に行ったりしてなんとか自分の部屋を変えよう、新生活のスタートをきろうと考えていた。そこで気にいったカーテンや家具などをみつけ、そうしたことを、母に話すと気のない返事で、さらには「入院でお金もいったし、そんなことより学校に行きつづけることが大事よ」と言ったのであった。せっかくの決意を踏みにじられた本人は、まず気持ちを落ち着けなければと薬をのみ、再び母に言ったが、結果は同じであった。それで耐えきれなくなって、リストカットしたのであった。

以下、次の話し合いをした。


——それで切ったときの感じは?
L　そこまで、しないとわかってくれないと思った。
——今、切ったことをどう思っているの?
L　切ることで理解してもらえたからいい面もあると思う。
——切る以外にわかってもらえる方法はないかしら?

L　話しつづけることだけど、とてもそんな根気ない。
――たとえば、わかってもらえなかったとき「お母さんのその返事、身を切られるほど辛いのよ」とか「すごい見捨てられた感じをもったのよ」とか言うのはどうかしら？
L　そうか、そういう言い方もあるのか。
――それと、もうひとつ、話したら必ずわかってもらえると思ったのかしら？
L　そうなんです。もしわかってもらえないと、すごい見捨てられたような気分になるんです。
――そうね。そんな気分になるだろうけれど、現実はどうかな？
L　私って、やっぱり期待しすぎなんですね。それに見捨てられることに耐えられないんです。
――そうね、期待を裏切られる。見捨てられ感をいだかされる、これはどちらも辛いよね。そう、だから、これをどうしていくかがあなたの課題かな？
L　そうだと思います。

と今回は、前のリストカットについての話し合いよりは深まった。以後は次に述べるような核心的な問題についての話し合いが多くなった。

（リストカットのような行動化にたいしては、先述したように、くわしい事情とそのときの感情、別の方法をとる可能性などを話し合っている。その結果、ここでは、見捨てられ感や、期待しすぎの感情が明らかになりつつある。ただ、このような話し合いは一回でわかってもらうのは困難で、何回ものくり返しが必要である。したがって、行動化はくり返し起こる可能性のあることを覚悟すべきである。）

j. 種々の核心的問題点についての話し合い

まずは、見捨てられ感についての話し合いであるが、①これはどうもほんとうに見捨てられているのではなくて、自分でそう感じすぎてしまっていること、②またそう思うのはどうも自分で自分を見捨てているようなところがあるから、まわりからもそう思われていると感じてしまうのではないか、③それと、まわりに期待しすぎるところがある点、④まわりは必ず期待どおりに動いてくれるはずだと思いこんでしまう点に気がついたようだった。

（②が移しかえ現象・融即・投影同一視、③と④が理想化といえる。）

そして自分が見捨てられ感に弱いのは、自分に自信がないためであることもわかったようである。つづいて、母をはじめとしてまわりへの怒りの問題であるが、①今まで、一方的に悪いほうにしか考えられない点があったこと、②よく考えると、いい点もあるのに、全体としてみることが苦手、という話し合いも出てきた。

（全体認識に関する無知、すなわち統合力のなさと分裂機制のことである。）

そして、これはなにも母だけではなく治療者にたいしてもそうで、自分の質問にすぐ答えてくれず、ちがう質問を返され考えさせられたときも、すぐに悪く思って、この人は助けてくれないと一方的に考えてしまうとのことであった。それと、今まで、母親をすごく悪く思ったり、こんなになったのも母親のせいだと思ったりしていたが、「考えてみるとお母さんにもいいところがあるし、自分にもいろいろ問題点がある」と言えるようになった。

また、それと関連して「自分は希望と絶望、信頼と不信感がころころ入れ替わる」「先生（治療者）

やお母さんにたいしてすごく助けてもらえると思うときと、もう見放されていると思うときがある」「自分のなかに全然別の二つの人格がある」ということが言えるようになってきたので、筆者は「そういう二つの気持ちに気づいたのはいいこと、この二つがあってあたりまえ。この二つをどうまとめていくかが大事なこと」と言うと大きくうなずいていた。
（こうした二つの気持ちを調整したり、葛藤を保持することは成長につながる。）

つづいて、これまでの自分を考えてみると「つくづく自分がないことがわかった」と述べ、結局、自分は勉強以外で「自分で考えたり、自分で決めたり、自分で責任をもって行動したりしたことがなかった。いつも母に頼っていた」という話し合いになったのであった。そして、ちょうどそのころ、ある男子学生から「好きだ」という手紙をもらい、どう返事したらいいか話し合いになり、①いかに自分の気持ちを整理するのが難しいか、②つきあいたくない気持ちのほうが強いが、それを主張し、相手を拒絶するのがいかに辛くて苦手かに気づいたようであった。このときは、筆者のアドバイスもあって「今、つきあっている人がいるから」と断ることができた。
（患者は一様に拒絶能力に弱いところがあり、それを強めることや上手な拒絶を学ぶことは成長につながる）。

いずれにせよ、これを契機に、自己検討、自己決断の重要さと難しさをつくづく感じたようで、結局、この自己決断が、自分を作り自己確立を助けるのだということに気づいたようであった。

このような話し合いをつづけるなか、最初の治療目標である「自分がほんとうに望んでいること」が、ふつうの学生生活や対人関係であり、そしてそれを自分で考え自分で決めていくことが大事なのだと目覚めていった。

k. 一応の終結へ

もちろん、話し合いがなされたからといって、彼女の状態がすぐよくなるわけでもないし、また行動化がなくなったわけでもないし、本人の見捨てられ感や悲しみ・怒りがおさまったわけではなく、くり返し、こうした話し合いは必要だったのである。

（治療においてくり返しの話し合いや作業は、リハビリと同じく必要不可欠のものである。）

しかし、こうした話し合いをつづけるなか、①登校以外にアルバイトや人とのつきあいを試みる、②うまくいかず（と思いこんで）傷つく、③治療者と話し合い、気を取り直す（悪いほうへ悪いほうへと考える本人にたいして、少しでも達成されたらそれは大きな前進であると支える）、④次どうするかは本人に考えさせ、本人に決めさせる、⑤再び社会活動を試みる、といった傷つきと修復の過程をくり返していった。

そんななか、ようやく彼女は「人のなかに出て思うようにならないのはあたりまえ。その辛さは自分で引き受けるよりしようがない」ことに気づいていったのである。

そして、一年の留年を経て大学を卒業し、しばらくアルバイトでようすをみたあと、今は正社員として働いている。また男性との交際もできているし、治療者とは、正社員になったときに一応、治療を終わっている。ただしそのあともときどき相談に来ているが、大きく崩れることはないようである。そしてなによりも病前とくらべ、のびのび生き生きしてきたのが特徴的である。

［事例L解説］

(1)事例の要約

▼だいぶ、長かったので、少しこの事例の要約をしてください。

――Lは、大学入学後に傷つき体験（「大学でまわりから注目されなくなった」「大学生活が思うように送れない」「失恋」といったいわば、辛い状態におかれた）を味わわされ、その傷つきや苦を受けとめることができなかったと考えられます。

苦をもたらした原因も、苦を受けとめられなかった原因も、自己の未確立によると思われますが、それと関連して、彼女の優劣感情へのこだわりも激しくなったといえます。その結果、彼女はますます苦しむことになります。それから自己の感情への無知もあり、母親への腹立ちへと向かっていきます（自分への怒りを、母親への怒りに移しかえているのです。あるいは自分への怒りと母への怒りを混同しているといっていいかもしれません。）。また全体認識の無知があり、これによりいっそう彼女は劣等感と絶望感を強め、まわりにたいする不信も強くなりました。

一方、その苦や無知と関連して「美しくなりたい」欲求が「むさぼり」のようになり、極端なダイエットに向かいますが、これは挫折してしまい、本人はいっそう苦のなかに追いこまれます。そのなかで「怒り」が母親と自己に向かって出現し、それぞれ暴力や器物損壊やリストカットなどの破壊行動として出現します。ただ、母親への怒りは、母親への反抗であり、それは自己主張の契機にもなる可能性があります。

このように大学入学後の失意体験を契機に、今までの問題が一挙に吹き出たのだと思われます。

これでわかるように、自己の未確立に関連して、自己の感情にたいする無知、むさぼり、怒りと行動化といった境界例の特徴が多く出ています。ただ、本人が境界例状態になったのは、分裂病状態になりやすい人にくらべ、母親との結びつきが強く、一応かりそめにしろ高校までは自信のある生活で、人に苦を訴えやすいほうだったこと、他方神経症状態でとどまれなかったのは苦しみ・悩みを保持する訓練ができていなかったことが考えられます。このできていなかった原因のひとつとしては、対人関係の乏しさが考えられます。結局彼女は、学校の勉強はできても対人関係の勉強はできていなかったのであり、悩む能力が未開発だったといえます。

この結果「自己の未確立」「苦を他者に移しかえる」というのが、最大の問題となり「自己の確立」「苦悩の保持」が、最大の治療目標になったのです。

(2) 治療ポイント

▼治療の要点についてはどうですか?

――治療のポイントをふりかえってみますと、審査面接、最初の治療契約、苦の移しかえと理想化、入院による三者（本人、母、治療者）の余裕の回復、行動化をめぐっての話し合い、核心的問題（自己感情の無知、移しかえ、理想化・期待しすぎ、見捨てられ感、自信のなさ）についての話し合い、統合力の開発、拒絶能力の開発と自己の芽生え、社会活動の開始と傷つきと修復のくり返し、就職と男性との交際などになります。ただ、ここで問題になるのは、筆者の共感と、彼女の苦の移しかえや理想化といった点ですが、大きくみれば治療上必要であったのかなと思われる一方、筆者の共感はやや安易で過剰であったかなという気もします。今のところこの点についてはよくわかりません。読者の方々からの意見をいただければ幸いです。

(3) 本人・家族の努力が決め手

結局、全部で五年ちかくの治療となりました。境界例としては軽症のほうですが、この間の本人・家族の努力には敬意を表したい気持ちです。あの苦しい状態から立ち直り、自己の確立と、もろもろの煩悩の克服をとおして自己実現へと歩みを進めている姿には驚くとともに、それを高く評価したいと思います。Lも母親も、この病気から多くのことを学んだと述懐していますが、筆者もまったく同じ気持ちです。

〔事例M〕三年間、家族だけが通いつづけた引きこもり境界例

引きこもりは、かなりの話題になっていますが、彼らの多くに境界例的傾向が認められます。M事例は、最初の三年ほどは、家族だけが通ってきました。

a. 両親との出会い

M君の両親と会ったのは、まだ、筆者（治療者）が開業する前の総合病院時代のことでした。そのとき、両親は悲壮な顔をして相談にやって来ました。「息子が、高校を卒業して五浪目だが、まったく受験勉強をせず、ぶらぶらしている。両親にたいするすごい反発があって『殺してやる』といった暴言を吐いたり、実際、殴りかかったり蹴ったりしてたいへんである。それに小遣いを月二〇万円ちかく使い、出さないとまた暴力をふるうといった状態である。それから、大学進学はもう

あきらめたのか、専門学校に通いだしたが一カ月もたたないうちにやめてしまい、高い入学金が無駄になってしまった。それにたいして少しでも何か言うと『おまえらが、俺の人生を無茶苦茶にした』とひどいことを言われて、もう途方に暮れている。このままいったら一家は破滅だし、事実、一家心中が頭をかすめることがある」とのことでした。

これを聞いた治療者は「ともかくもたいへんなことが起きていることと、両親の苦悩はたいへんだろう」ことを伝えて、さらに詳しく聞きました。そうすると、次のような歴史がわかってきたのです。

b. 生い立ち、歴史、両親の来院事情

父親が研究職系の会社員、母親が中学の教師という家庭に生まれ、五歳上の姉が一人います。小さいころはわがままも反抗もなく、とても育てやすかったが、多少甘ったれなところがありました。小学校にはいってからは、人と仲よくでき、ほとんど問題なく過ごしていましたが、父親が教育熱心だったため、小三のころから塾通いをさせられていたようです。素直に通っていたようですが、ときに辛そうなときもあり、母親がもう少し塾の時間を減らしたらと父親に言い、ちょっとした夫婦喧嘩があったそうです。

中学校にはいっても、人づきあいはよかったのですが、父親がきびしいため、あまり遊んだりできず勉強ばかりの毎日で、親友ができなかったそうです。内心は不満だったのですが、父親がこわいため何も言わずおとなしくしていました。

高校にはいってさすがに疲れてきたのか、あまり勉強に身がはいらなくなり、唯一の楽しみが音

楽を聞きギターを弾くことでした。しかし、成績が上がらないのに業をにやした父親は「こんなものがあるから、勉強しないし、成績も上がらないんだ」と言って、ギターを叩き壊したのです。これにはさすがに、本人も泣いて抗議し、母親も本人の味方をしたのですが、父の剣幕が激しく、結局、母がとりなし、本人が謝って「これからは勉強に身を入れる」ことになったのです。

しかし、こんな緊張するびくびくした不満だらけの状態で勉強に身がはいるわけがありません。本人は受験に失敗し、予備校に通うことになりました。予備校では、少し友達はできたものの、相変わらず勉強には身がはいらず、浪人をくり返すようになったのです。

三浪目にはいったとき、たまりかねた父親が「いったいどういうつもりだ」と迫ったところ、本人が突然「おまえのせいで、こうなったんだ」と父に殴りかかってきたのです。父親も反撃しましたが、すでに体格も腕力も父親を上回っていましたので、とうてい本人にかなうわけはなく、かなりの暴行を受けました。その場は母親のとりなしでなんとかおさまったものの、病院に行かざるをえないほどのけがだったようです。いずれにせよ、息子の予想外の暴力にすっかり動転した父親は、これ以後、息子をこわがるようになり、注意はもちろん、いっさい口をきかなくなったのです。

本人はこれを境にまったく勉強しなくなり、家ではテレビやファミコン、外ではゲームセンターをぶらつくことでわがまま放題の生活になり、金遣いも荒くなりました。ただ、ときおり本人も心配になったり退屈したりして、自動車学校や専門学校に行きますが、なかなかつづきません。そういったことで、うまくいかなくなると、家の物を壊したり「あいつ（父親のこと）を殺してやる」と言ったりして、両親は恐怖と困惑の毎日となったのです。

困りはてた両親は、まずいくつかの精神科医を訪れたのですが「本人を連れてこないとどうにもならない」とか、「ここでは扱えません」とか、「入院させなさい」と言われたとのことです。一度「病院へ行かないか」と勧めたところ「俺を病気扱いする気か」と怒りだし、それ以後、こわくてとても勧められないとのことでした。連れていくことなどもちろんできないし、入院といってもこれまたどうやって本人を病院に連れていっていいかわからないので、カウンセラーのもとを訪れたのです。

そのカウンセラーはよく話を聞いてくれて、少しは気が楽になったのですが、肝心の「では、どうしたらいいのか」に関しては、うまい解決策が出てきません。困ってしまったカウンセラーは、その解決として、両親に筆者のもとへ行くように提案したのです。

また、姉は早くにこの家から出て東京で下宿し、さっさと芸術系大学を卒業し、そのままデザイン会社に就職し、家の問題にいっさいかかわろうとしないとのことでした。

c．初期の対応・七つの主作業

話を聞き、ため息が出る思いでしたが、両親に「何を望んでいるか」聞くと、「とりあえず、本人が暴力をふるわないようになってほしい、それから今、昼夜逆転の生活をしているのでもう少し意欲を出してほしい。もう大学はいいから、せめて自立だけでもしてほしい。それに、親としてどう接したらいいか教えてほしい」とのことでした。

治療者は、それにたいして「どこまで、できるかわからないし、うまくいくとも約束しかねる」「ただ、できることはしていく」「あまりうまくいかないようだと、訪問心理療法をしてくれる臨床心理士や、往診して入院させてくれる病院などいろいろ考えてみる」と答えておきました。そのうえで主に次の作業をしたのです。

①両親の苦悩・困惑はたいへんなものなので、なるべく両親の苦しみ・不安を思いやるようにした。

②両親は、かなりの絶望感、罪責感（とくに母親）をいだいていたので、本人の歴史をじっくり検討し合うなかで「親の愛情が今のところ生かされていないだけで、育て方のよかった点もあった」と、罪責感を和らげ、よくなった事例を示し、あきらめることはないと絶望感を減らし、希望をもたせようとした。

③両親の疲れ具合いを聞いたところ、父親は「疲れているが大丈夫」と言いきったが、母親のほうは、自分の勤務する学校が荒れていることもあって眠れない日がつづいているとのこと。安定剤デパス一mgを就寝前に処方したら、良眠を得て疲れがだいぶとれ、冷静に考えることができるようになった。これをみた父親は母親の安定剤をこっそりのみ、楽になったとのことであった。

④両親は面接の席上、しばしばお互いを非難することが多かった。父親は「おまえが甘やかすから、あんなわがままな子になったのだ」と言い、母親は「あなたがきびしすぎるから、あんなふうに荒れたり、無気力になったのよ」と言った。双方の言い分をじっくり聞いて「いずれにせよ、本人のためを思ってやったことですから、いい部分もある」と言い、両親双方のやり方を部分評価した。そして夫婦関係を聞いたところ、家でもしょっちゅう喧嘩しているとのことだった。それを考えさせて、まずはお互いの思いはさておき、本人のために一致協力してやっていき「言い合い」ではなく、冷静な対話ができるほうがいいという結論になった。

⑤両親の対応の「よかった点」と「よくなかった点」をふりかえってもらい、本人への対応を模索した。具体的には「いきなり叱ったりするのはよくないが、まったく声をかけないのもどうかと思う。『今大丈夫か?』とか、『具合いはどうか?』といたわりの声かけをする」「お金を要求されたとき、すぐ出すのではなく、何に使うのかを言ってもらったうえで可能ならば、それが本人のためになるかどうか考えさせる。お金の使い方に関して本人に計画を立てさせ、本人に責任をもたせるようにする」「親への不満を言ってきたときには、すぐに否定するのではなくて、まず言い分を聞いたうえで、親に何を望んでいるか、聞いていく。そのとき、親ができること、してもいいことはしてあげていいが、できないことは理由をあげて、できない事情を説明する」「本人が、非現実的と思えるようなこと（アメリカ留学といった）を言ってきたとしても、とりあえずは本人といっしょにそれを考えながら徐々に現実をみせていく。また語学学校に通いたいという実現可能の要求には意欲改善のいい兆候だとして勧めていく。けっして『おまえは長続きしない』などと冒頭から言わない。ただ、語学学校にしても、行くことのプラスとマイナスを十分に考えさせたうえで、決めていく」といったことを指導した。そして、家族がやってみてうまくいかない場合は、その理由を考えながら、試行錯誤をくり返した。

⑥本人の暴力が、手に負えそうにないときはためらうことなく、逃げたり警察に連絡していい。無理して、けがをすることのないように指導した。しかし、よく聞いてみるとそういうことはめったになく、かなり神経を逆なでされるようなとき以外は発生していない。

⑦基本は、親と子の交流の改善・促進、本人の気持ちの理解、本人の意思の尊重、本人の自信回復

に重点をおくと同時に、「できないことはできない」という枠づけを組み合わせていくことになることを強調した。

d. そのあとの本人の変化

さて、このような方針のもとに進んだところ、当初はうまくいかないことも多かったが、しだいに自分が尊重されていることがわかったのか、少しずつ落ち着きと意欲を取り戻していきました。また、そんなに荒れることも少なくなってきました。

そのなかで、自動車学校にもう一度、再挑戦したいと言いだしたのです。親はすぐに「またどうせだめになって、お金がもったいないだけ」と考え、相談に来ました。「たしかに、途中でだめになるかもしれないが、行く意欲が出てきたとしたら、行かないよりは結果としてはいい。それに昼夜逆転も改善される。ただし、もしだめだった場合、本人もショックだろうから、本人には『そういう意欲が出てきただけでも大したことよ。途中でだめになっても、そこまでいったんだから、お母さんは評価するわ』と言ってあげればいいのでは」と述べたのです。母親は、そのとおり言ったところ、本人は前よりはプレッシャーなしに行けるようになりました。しかし、教習所の先生がきびしくて、いやになったり、段階がなかなか進まず悩んでいたり眠れなくなったりしてきたのです。

ここで治療者は、母親に「お母さんの薬（デパス）をのませてあげたら」と言い、母もそれを勧めたら、本人は意外にあっさり応じ「よく眠れてよかった」となったのです。そして、教習所のほうは、行ったり行かなかったりだったのですが、四カ月かかってついに免許を取得したのです。

これは、本人にはだいぶ自信になったらしく、状態は改善しましたが、今度は車を買ってほしいと言いだしました。困ってしまった両親が相談に来ましたが、治療者は「まず、家の経済状態を素直にみせて、買ってもいい状態かどうか考えさせる。同時に、親が全面的に金を出すか、本人と親の両方でお金を出し合うのがいいか、どちらが本人の将来にとっていいか、本人に考えさせる」と指導したところ、自動車購入をめぐって話し合い、本人も少しは出したほうがいいとなり、アルバイトをする決心をしたのです。

それで、面接に行ったのですが、あまり社会経験のない彼はなかなか採用されず、イライラしてきます。そして父親にたいして「おまえのせいで、こんな人間になった。おまえを絶対に許さない」と恐ろしい形相で詰め寄ってきたのです。しかし、今度ばかりは父親は逃げもせず反撃もせず「お父さんはたしかに悪かったところはある。いつか反省したいと思っていたので、そこを言ってくれ」と応じたのです。この反応に拍子ぬけした彼は、攻撃性が少し弱まり、静かな口調で「勉強ばかりさせられたこと」「きびしく管理されすぎたこと」を言いました。それにたいし、父は素直に謝りました。このような父の態度をはじめてみた彼は、もうあまりそのことを言わずに「謝ってくれたらもういいけど」となり、またアルバイト探しをし、ついに一〇件目のコンビニで採用されたのです。

ただ、そこの店長はかなりきびしい人で、しょっちゅう彼に注意ばかりするので、また憂うつになり、再び父親に「おまえは前、謝ったけど、どんな償いをしてくれるんや」と詰め寄ったのです。相談を受けた治療者は「できるだけのことをしたいから、どんなことをしてほしいのか言ってくれたら助かるけど、と言ってみたらどうですか」と指導し、父親がそうしたところ、本人は自分が何

直に行くことに応じました。実に親が来てから、三年の歳月が流れていました。
し合えるといいけど」と言い、親が本人に伝えたところ、これまでの親の変化をみていた本人は素
を欲しているのかよくわからないことが判明しました。
その点に関して、治療者は「それはかなり難しい問題なので、よかったら本人も交えて三人で話

e．本人の来院後

本人が両親と来たとき、治療者は「よく来れた」と評価し「親にどうしてほしいか言えるかな？」と聞くと「それが自分でもよくわからないんです。ただただ腹が立つだけで、とくに父親に」と言うだけでした。そこで、四者で話し合ったところ「親に管理されっぱなしで自分の考えや意志が育たなかった。だから、今何をしたいかわからなくて当然」ということが共有されました。そこで治療者は「自分がほんとうに何を求めているかをみつけるのはたいへん時間がかかるし、かなり難しいことだから、すぐわからなくてもいい。だから、当分の間は『自分が何をしたいか』探すことを目標にしたらいい。僕も協力するから」と言い「バイトをしたり、治療者もふくめていろんな人と接触しながらのほうが刺激があって探しやすいのでは？」ということと「真の目標がみつからなければ仮の目標だけでもいいのでは。仮の目標をめざしている間に真の目標がみつかる場合がある」と述べて、かなり納得した感じでした。

そのうえで「今やっているアルバイトで、上司と合わなければなにも無理をすることはない。また探して自分に合うところをみつければいいのだから」と言うと安心していました。彼はそこを辞めましたが次のスーパーをみつけ、とても自分に合う感じがしたので今度は長くつづいているよう

です。そして、いろいろ考えた末、経理の専門学校にいくことに決め、卒業後はその分野で働きたいとのことでした。本人が登場して二年目のことでした。

結局、全部で五年かかりましたが、本人の父親へのこだわりは少なくなり、父母とも考え方が柔軟になってきました。

［事例M解説］——治療ポイント

M君がこうなったのは、父が勉強させようとして、厳格に管理しすぎたことに、やはり一因があるように思われます。そして、姉とちがってM君は言うことを素直に聞いたことで、自分というものが形成しにくかったのでしょう。また、両親ともに忙しく、厳格なしつけだけで、優しく思いやりをかけるという愛情の不足があったのです。

これでは、思春期になって挫折するのは当然で、成績が下がるというかたちであらわれます。浪人がつづくのも当然なのですが、まだM君の辛さに気づかない父親は、注意をやめず手痛いしっぺ返しを食らいます。しかし、両親に攻撃を向けても、本人の主体性は形成されるべくもなく、引きこもりはますます強くなり、たまりかねた両親が専門家に相談しに来たのです。

それにしてもここに出てくる、家族の境界例的コミュニケーション・本人の他責傾向・自己同一性障害・深い抑うつ・自己コントロールがきかず暴力のような行動化が出ること、などは境界例的特徴をかなりもっていると考えられます。

次に治療のポイントは、以下のようにあげられます。

①事情聴取
②できない場合に引き受けてくれる別の機関があることの説明。両親に安心感をもたらす。
③両親の苦悩への思いやり、罪悪感の緩和
④母親への安定剤投与。これにより父親も助かり、ひいては本人も薬をのんで楽になり、専門家への抵抗は少なくなったと思われる。
⑤両親の協力体制の形成。境界例的コミュニケーションの改善とよき相互的対話の育成
⑥本人への対応の試行錯誤的模索。交流促進と限界設定
⑦両親の安全確保
⑧自動車学校へ行くときの本人への指導と免許の取得
⑨車購入を話し合うことで、アルバイトへの導入
⑩父親攻撃から三者面談へ。本人が専門家のもとへ来る。
⑪焦らずに、本人とともに目標を模索した。

この間の本人、両親の苦悩はたいへんなものだったと思いますが、それに耐えてここまで成長したことに敬意を表します。

第一四章

境界例の治癒率

▼今までの例をうかがっていると、すべてよくなった事例のように思えるのですが、境界例ってこんなに治りやすいんですか？　だいたいが、困難で治りにくいと聞いているんですが。

——もちろん、そんなことはありません。ここまで、境界例について長々としつこく述べてきましたが、ほんのごく一部を紹介したにすぎませんし、事例もごく軽症例ばかりを紹介しています。

今まで、一回きりの人もふくめて二〇〇〜三〇〇例ほどの境界例の方に会っていますが、そのなかには入院治療が中心になるような重症例や、自殺にいたった悲劇的な例ももちろんあります。

▼境界例の入院治療はどうなるんですか？

——残念ながら、境界例の入院治療の経験をもっていません。入院治療が中心となる重症例に関して詳しく知りたい方は、巻末の文献欄を参照してください[56]。

▼それで結局、境界例の治癒率ってどのくらいなんですか？

――あなたは、どうも治る治らないにこだわっているようですね。当然といえば当然ですが、もう少し治癒率を聞きたい理由を教えてください。

▼いや、そう聞かれるとなんて答えていいか。そういえば第一部を読ませていただくと、いろんな治癒段階があるということでした。でもやはり、予後や見通し、経過や治療結果を知りたいのです。実際どうなっているのかをみて、それを踏まえて、将来の臨床に役立てたいからです。

――あなたの希望は当然なんですが、境界例の治癒について論ずるのは、実はかなり難しいんです。

少し例をあげますと、町沢静夫の著書のなかでガンダーソンが述べていますが、境界例の治癒率は今のところ、非常に低いようです[57]。治療終結に向かえる人は三三％で、治療に成功する人は一〇％であるとのことです。私の治療の現状もさして変わるところがなく、まず診断的な面接を経たあと、定期的な治療面接にはいれる方は、一、二割ほどです。さらに定期的面接にはいっても途中での中断がかなり多いのです。だから、ここで紹介したように良好な経過をたどった事例は、数えるほどしかありません。

▼そうすると、なぜ、そういう事例ばかりあげられたんですか?

――表向きの良好な事例を選んだ理由としては、病理や問題点がわかりやすく、読者に示しやすかったことです。でもそれだけでなく、うまくいってない例はやはり恥ずかしいというか、そういうものをさらすのは自己愛が傷つきますし、まだ、それに耐えられるほど大きな器を私はもっていません。でも、いつか、困難事例や失敗事例も読者に益するかたちで出したいと考えています。

▼早く、その日がくることを期待します。でも、辻先生もいわれるように、失敗って成功ということ

でもないんですか?

――たしかに、そうもいえます。だから、一回だけで終わったり、一〇回で中断したとしても、それなりに治療的営みがあり、なんらかの意味で、患者のプラスになっているものと思います。だから、成功事例、失敗事例という言い方を改める必要があるかもしれません。そのかわりにこの事例は、①ここが進展している、この仕事ができている、この働きかけがよかった、②ここは不十分である、ここはまだ課題として残っている、③ここの点は危険である、逆に悪化させた、④今後、こういう点に注意すればいい、といったようにもっときめ細かく検討することが求められます。だから単純に治癒率について論ずるのは難しいんです。

▼それは、そう思います。できるだけ役に立つような事例検討ができればいいですね。いずれにしても、ほんとうに境界例治療ってたいへんだと思いましたが、今後はどうなりそうですか?

――境界例的傾向は、昔から人間に背負わされていた宿命みたいな気がしますが、現代のような、欲望と幻想をかきたて消費をあおる情報洪水社会・管理社会・少子化社会になると、ますますその傾向は強くなってくるようです。国民全体に境界例的特徴を知ってもらう必要があると思います。

それから、治療のほうもいっそうきめ細かく営んでいき、境界例の患者さんが来ても、うんざりするとか、こわがらないでいいようにグレードアップすることも大事です。

また、事例によっては通院も入院もできず、自宅に引きこもり苦難の日々を送っている境界例患者や家族の方も多いと思われます。そうした方にたいして、わが友でもある大阪の臨床心理士・鈴木徳実は訪問心理療法という、かなり勇気と忍耐と努力・工夫のいる訪問活動を一〇年以上にわたってつづけています。だいぶ彼に助けてもらっていますが、こうした訪問カウンセリングもふくめて、境界例治療の進歩・改善が望まれます。

おわりに

前著『心の病いの治療ポイント』を世に出させてもらってから、もう一〇年になってしまいました。この間は、私にとって、境界例や摂食障害・引きこもりを中心とする思春期の方々、またはその家族の相談にのることが多くなった時期といえます。

私のように不器用な治療者は、どの相談でも苦手なのですが、とくに思春期・青年期や境界例事例は変転きわまりなく、ずいぶんとふりまわされたり、苦労したりの毎日でありました。また、変化しやすいだけではありません。ほとんどの事例で、家族の方のかかわりが大きく「家族こそ最大の治療者」と感じさせられる一方で、下手をすると、家族のほうが本人の成長に妨害的に働いているのではとの思いも深く、家族とのかかわりの重要性を痛感させられました。

ただ、大部分の家族の方は愛情深く、私のテーマは「家族の愛情をどう生かすか」というようなものになってきました。そして、それは当然、本人の自立・成長・納得のいく生き方の獲得をどう助けるかという大テーマにつながっていきました。ですから、この一〇年間は、本人だけでなく家族という広がりをもった視点を要請されました。そういうことで、本書は私のこの間の、青年期の人たちや家族の方たちとの悪戦苦闘の一断面を表現しています。

ところで、話は変わりますが、近年の社会状況をみていますと、国民の主体性・自助能力・相互性・言語化能力・責任能力が低下し、そのぶん当然、苦悩や不安を引き受ける力が低下しているように思えてなりません。すなわち「悩む能力」が低下しているといえます。それにともなって「苦の移しかえ」、自己の責任回避と他者にたいする過度の理想化、「切れる」言葉に代表される行動化といった態度が増強してきて、国民全体の境界例的傾向がひどくなっている感を強くします。その結果として、境界例的傾向が強い家族も増えてきているわけです。さらには、こうした傾向を強くもたされた家族に、境界例患者（摂食障害・不登校・引きこもりなど）が発生しやすいのですが、患者さんと会っていますと、この国民の主体性・相互性・コミュニケーション能力低下のしわよせをずいぶん受けている感じがしてなりませんでした。

したがって、境界例患者の治療をしながら感じさせられたことは、境界例的傾向は、患者・家族だけではなく、国民全体の問題・課題として考えなければならないということでした。いまやこの境界例的傾向は、人間本来の宿命・弱点（見方を変えれば長所にもなりうる）として、人類全体の上にのしかかってきているように思われます。近年、それが目だってきたのは、現代社会の急激な変化が大きく作用しています。

それゆえ、ここにあげた十数例の事例をみてもわかるように、これらはけっして特殊なものでなく、われわれ人間の、とくに現代日本人の弱点や課題を大写しにしているもののように思います。神経症やうつ病でもそういえるのですが、境界例はよりインパクトが強く、とくに人間の性《さが》の真相（深層）

というものを突きつけてくるように思われました。

これは、この各事例の本人・家族の歴史、彼らの苦しみ、治療経過のなかで浮かびあがってくる彼らの特徴などをみていただければよくわかります。

ただ、彼らの素晴らしいところは、こうした苦しみに圧倒されながら、最後まであきらめず、治癒という宝を手に入れているか、手に入れつつあることです。

それだけではありません。もっと大事なことは、彼らが病気と呼ばれる事態に出くわし、そこで泥まみれになりながら必死の悪戦苦闘をつづけることで、かえって病気をする前より成長したといえることです。いわば、泥のなかから蓮の花という仏性が咲いてくるようにです。

ただ、病気を通じて成長するということが真理であったとしても、全員が無理に病気になれというつもりは毛頭ありません。心の病の苦しみは、想像を絶するものがあり、当の本人・家族でないとその苦しみのほんとうのところはわからないと思われます。

だから、病気にならずに成長するにこしたことはないのです。そしてなるべく病気にかからないよう予防することが大事なのです。ただ、いったん病気という事態に陥ってしまったら、そこから逃げずにその解決や治療をめざすことによって、自然に成長がもたらされることが多いのです。

筆者にとっての最大の幸せは、こうした「成長物語」に参加させていただき、横で、その貴重な軌跡をみさせていただいたことです。辻悟先生が、「臨床とは人間を味わうこと」と言われましたが、まことにそのとおりで、患者・家族の方から学ばせていただいたことは計り知れないものがありました。このことは何度、感謝してもしきれるものではありません。

そして、自分の口から言うのもおこがましいのですが、私自身も、境界例的傾向をもって苦しんでいる方と出会っているうちに、ほんの少しは成長したのではという気がします。これも、患者・家族の方々にお礼を言わなければならない点です。

病気になることはなるべく避けたいことにちがいありませんが、なったらなったで、自分にとっての成長のチャンスだととらえ返せればいいのではないかと思います。病気の真っ只中でそう思うのはたいへん難しいことですが。そして、患者・家族の方が成長する姿を、一般国民がみることによって、一人ひとりが自らの境界例的傾向を見直し、それがひいては、国民全体の主体性・相互性・自助能力などの回復・増強につながることを祈ってやみません。

【補遺】

成長には、スポーツと同じく、訓練・試練がいります。それは、筆者のような未熟な治療者にとっても例外でなく、毎日が試練の連続でした。眠れない日々がつづいたのも数えきれないぐらいありました。ですから、簡単に成長といっても、いつ、たいへんなことが起きるかもしれない不安に怯えながらの成長でありましたし、これからも、その不安はずっとつづくことと思います。

また境界例や境界例的傾向は、先にも述べましたように、人間の真実を鋭くついてきて、その意味では、かぎりなく魅力的なテーマであります。そうした境界例にまつわる不安・試練・魅力をどうあらわしていいのかわかりませんが、参考までに、(一九九九年末にみた)私の夢を紹介しておきます。ただ、この夢自体はたいへん陳腐で平凡なものですが、平凡な治療者である筆者の心性を少し明らかにしてくれるでしょう。

［夢の内容］

①オノ・ヨーコが、ジョン・レノンの追悼コンサートを開いている。

②私（夢見手）は、ある魅力的な、しかし謎めいた女性とともにそこに列席している。ただ、どうも私は、その女性に頭が上がらないようだ。

③そのうち、客席の前方あたりで騒ぎが起きる。

④なにごとかと思うと、なにか、透明で巨大な生きものがそこに出現していて、人びとはパニックに陥っているようだった。

⑤私たちの席は後方にあったので、私は無関心を決めこみ、となりの女性と無理に別の話をして彼女の関心をそらそうとしていた。

⑥しかし、前方で騒いでいた客たちが大声で、「これは境界例というとてつもない怪物が暴れているのだ」と叫び出す。

⑦私はなおも、知らない顔をしようとしていたら、突然となりの女性が「あなた、心の病の治療者でしょ。精神科医で臨床心理士の資格までとっているんでしょ。早く行って助けてあげなさい」と言い出した。私はひどく困惑しながら、その女性と次の会話を交わす。

——でも、誰も助けてと言ってないし、まあ、そのうちおさまるよ。

女　何を言ってるの。前の客が叫んでいるのは明らかに救助を求めている信号よ。追い詰められている人はなかなか「助けて」と言えない、と教えてくれたのは、あなたじゃないの。それに境界例っていう生きものだともはっきり言ってるのよ。

——そうはいっても、へんにかかわって巻きこまれたら、今日のデートが台なしになるし。

女　何を卑怯なことを言ってるの。あなたがそんな卑劣なことを言うとは思わなかったわ。それこそ、デートが台なしよ。

――でも、ここは面接室でもないし、きちんとした治療の体制に入れないし。

女　馬鹿馬鹿しくて話もできないわ。面接室であろうとどこであろうと、援助はどこででもできるじゃない。これもあなたが強調していたことよ。

――でも、どうやって?

女　ほんとうにあなたって馬鹿ね。そばへ行って身分を明かして「私は精神科医で臨床心理士ですが、何かお手伝いできることがありますか」と言うだけで、お客様たちは安心するものよ。

――でも、明日は面接があるし、今日はせっかくの休養でここへ来ているのに、このうえまだ仕事をしなければならないなんて、明日倒れるかもしれないし。

女　そんなことで倒れるんなら、倒れたら。それにもうあなたの情けない姿、これ以上見たくないから私、帰る。ついでにあなた、医師免許の資格も、臨床心理士の資格も返上すべきね。


と言って彼女は本気で帰りかける。慌てた私は「行きます、行きます」と言って、こわごわ前方の客席に近づく。そしてよく見ると、なにか物を透明にするようなベールの袋をかぶせられた巨大な生きものがうごめいていた。私はまず、このベールからこの生きものを取り出し、正体を見ないといけないと思い、そばにいる一〇人ぐらいの人に声をかけ、取り押さえてしばるよう命令する。

そこで、出てきたのは「ねずみとたこの合体動物（図参照）」であった。また当初、相当巨大だと思っていたこの動物は、一～二メートルぐらいのものであった。

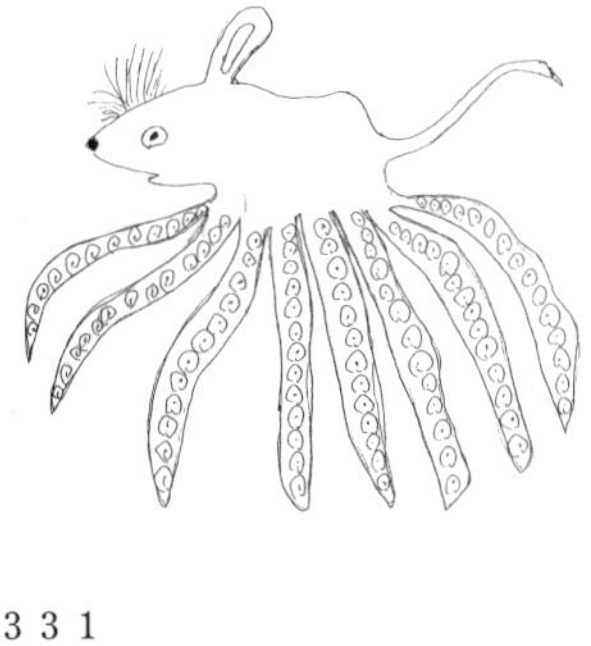

そのあと私が、そのねずみの頭を撫でてやると、体長五〇センチぐらいの、茶色のきれいな毛皮で被われたぬいぐるみになっていた。皆はそれをペットのように大事にして撫でまわしている。

もとの席にもどった私は、彼女からの賞賛をひそかに期待していたが、彼女は「やればできるでしょ。でも、いい気になっちゃだめよ。あれぐらいあたりまえのことなんだから。それより、行く前のあなたの卑劣な態度を、私は一生忘れないわ」というものであった。

ここで目が覚める。

〔夢からの連想〕

ジョン・レノンの追悼集会とは、ビートルズの再生のことをさすのだろうか。夢見手がビートルズに出会ったのは中学三年のときで、それにすっかり夢中になったことを覚えている。だから、少年時代というか、少年的気質の再生を願っているのか？　あるいはレノンがテロに倒れたことへの怒りから、行動化しやすい、切れやすい現代人への怒りと、それにかかわる熟慮と相互的対話の再生を願っているのかもしれない。いずれにせよ「ビートルズの再生」とは、夢見手にとっては大きなテーマであるようである。

そこに出席していることは、すでになにかの再生か、変化を求めているのかもしれない。

さらに、再生（成長）のための試練というべき、境界例と出くわすことになる。ただし、はっきりと境界例に出会うより、夢見手の自我の周辺部分（騒いでいる客がそれに相当するのでは）がなにやら「境界例らしきもの」を感じているだけで、夢見手は逃げごしである。

ただ、そこに同席している女性は、なかなかきびしいアニマ*で夢見手に逃げることを許さない。しかし、夢の雰囲気からすると、美貌と知性にあふれているだけでなく、感性も鋭い。またきびしいようだけれど、けっして夢見手を見放してはいない。きびしいのは、筋をとおす女性であり、へんに夢見手にこびたりしないからである。ひょっとしたら、このアニマは、アフロディテもヘレネーもマリアもソフィアもふくんでいるのではないかという連想がわくぐらいである。

（＊注　アニマとは、男性における「内なる女性のイメージ」で、ラテン語で魂を意味する。）

それから、おもしろいのは夢見手とアニマの対話である。夢見手の弁解は、たしかに境界例治療にとっての一つひとつ重大なテーマと関連している。

夢見手が最初無関心を決めこむのは、安易に境界例とかかわるとたいへんなことになってしまうこと、いったんかかわると莫大な時間とエネルギーがかかるのではないかと恐れていることのあらわれである。ただ、このきびしいアニマは、逃げることを許さない。夢見手のなかにも逃げてはいけない気持ちがあるということである。

また、夢見手が「まだ、援助の要請も受けていないのに出ていくわけにいかない」と言っているのは、境界例の「苦の移しかえ」や「魔法のランプ願望」を相当警戒しているのかもしれない。またちゃんとした治療構造や限界設定を確立してから治療に入りたい夢見手の願望でもある。

これにたいして、アニマの言うことも至極もっともである。患者が面と向かって「援助をお願いします」と言いにくいこと、またルールや枠は大事だが、枠にとらわれず治療的営みはどこででもできるのは、日ごろから治療者の言っていたことである。アニマは、そういうところをけっして見逃さない。

ただ、私が情けなく感じるのは、この夢見手である私自身の対応である。なぜ、アニマに言い返さないのか。たとえば「うん、いずれ、助けに行くつもりだが、今じっくり観察しているところだ。孫子がいうように、戦いは軽々しくはじめてはいけないし、観察がまず大事だ」とか「参考までに、君の感じだと、この事態はどんなふうにみえるのかな」とか「彼らがどこまでおさめられるかをみてみよう」とか「そのうち、アナウンスで、誰か精神科医や臨床心理士の方はおりませんか、と言ってくるかもしれないし、まあ慌てずに待つのも治療だよ」とか「助けに行くとき、責任は僕が取るから、ちょっと助手としてついてきてくれないか？　君も心理治療の経験がないわけではないから、少しは役立つかもしれないし」とか、なぜ言えないのだろう。

その理由はおそらく、夢見手である私が、境界例の最大特徴のひとつでもある「見捨てられ不安」や「嫌われ恐怖」に圧倒されているせいであろう。ここでは、治療者が境界例的傾向を強くあらわしている。女性に弱い私の特徴もはっきりあらわれている。

この私（夢見手）の恥ずかしい傾向は、アニマに援助方法を聞いているところにも出てきている。これは、治療者自身が考えなければならないことなのに、アニマに頼りきっているのは悪性の依存であり、これも境界例的傾向のひとつである。

そして、最後に、夢見手は自分の精神衛生や健康のことをもち出してきている。たしかに治療者が健康を保つのは大事だし、境界例の治療はものすごいエネルギーと時間を使うので、そう言うのももっともらしくみえる。境界例治療の最中に病気になった治療者もいるぐらいだから。ただ、夢見手は、目の前に突きつけられている問題がどれくらい重大なことかを十分吟味せず、健康を理由に逃げることばかり考えている。もし、この「境界例的生きもの」に正面から取り組んでへとへとに疲れたら、次の日の面接を休んでもいいではないか。夢見手が眼前の問題に真剣に取り組まない点を、アニマが卑劣だと怒ってくるのは無理もない。その意味でこのアニマは患者を代表しているのかもしれない。

このアニマは、相当激しい面をもっているのか、あるいは当然というべきか、治療者のへなへなした態度に愛想をつかして出ていこうとする。見捨てられ不安をこわがって、アニマと真剣な討論をしないと結局は見捨てられることになるのである。

そして、ここでも恥ずかしいことに、アニマに去られそうになってはじめて夢見手が動き出しているのである。

そこで、近づいてみると、なにか透明のベールをかぶせられている生きものがいる。これは、自分の正体を明確にできない、また、わかりやすいかたちで自分の姿を表現できない境界例の苦悩をあらわしている連想がわく。そして、最初、その「境界例的生きもの」が暴れていたのは、自分の姿を理解してもらえない悲しみと怒りの表現だったと思われる。

したがって、夢見手がこの境界例の姿を明確にしようとしたのは、それはそれでいいのだが、ただ、ここでも一〇人の人に命令するかたちをとっているのは、やはり夢見手の憶病さのあらわれである。

さて、ここに出てきた「ねずみとたこの合体動物」である境界例的生きものをどう考えたらいいのか。


まず、浮かんだのはねずみにたいする連想であったが、すばしこさ、知恵（しかし浅いことが多い）、繁殖力（無責任きわまりない）、地走りのように大地のすべてのものを食いつくす貪欲さ・破壊性、可愛らしさ（とくに二十日鼠、ミッキーマウス）、どんなところでも生きられるドブネズミのたくましさ（他者に害を与えながらであるが）と、レミング（ネズミ科、体長一三センチ前後、周期的に大発生）のように集団で海に飛びこむ自己破壊性が浮かんできた。これは、まさに境界例にかなり通じるものをもっているようである。

しかし、そのようなイメージとは少しちがって、ねずみは未来を予知する動物としての側面や神託的・啓示的機能（象牙海岸のポール族は占いにねずみの神託を使う）ももち、また大黒天のつかいでもあるし、福の神としてのイメージもある。

またねずみは小さく活動的で生き延びる力があり、正反対のものとのコミュニケーションを容易にするという。少しトリックスター的側面（無意味なものに意味を与えるといった）もある。

一方、たこからの連想はなんといっても、多くの足とその足についているさらに多数の吸盤である。ここから、無制限の依存性と「しつこさ」を連想するが、たこの吸盤は鋭敏な触覚能力をもち、さわっただけで、どんなかたちか、食べられるか、うまいか否かまで識別できるとのことなので、けっこう頭がいいことになる。また環境に応じて色を変え、餌針を巧妙に盗むという。

さらに足はいくらでも再生するという話なので、ねずみ同様すごいたくましさを感じる。同時に、たこの唾液腺はチラミンという毒液があり、一瞬にしてカニを殺す能力をもち、鋭いくちばしで貝殻を破り中の肉を食べることである。このように連想すると、たこもやはり、依存性・しつこさ・敏感さ・カメレオン的変容・チャンネルの切りかえの速さ・貪欲さで、境界例をまた連想してしまう。

しかし一方で、たこも螺旋状のものとの関連をもち、神秘の中心、創造の展開をあらわし、また子宮内での子どもや成長する時もあらわすので、生産的な意味をもつとも考えられる。またグノーシス*のオグドアス**の萌芽といえるかもしれない。たこの英語はオクトパスであるし、八という数字が重要なのかもしれない。

（*注　西暦二～三世紀ごろにあらわれた、キリスト教に対する異教。キリスト教的一元論に対し、善悪二元論を唱えた。より仏教的なキリスト教である。）

（**注　「八なるもの」という意味。グノーシスにおける、世界の根本的構成要素のことである。）

ただ、総合的な印象として、ねずみもたこもどうしても未成熟な動物という感じがする。これは、象やイルカとくらべてみれば一目瞭然であろう。また、二匹とも未成熟なうえにさらに、ねずみもたこも不完全な姿で合体しているので、まさに未熟さの二乗といえる。ただし未成熟とは、これからまだまだ、開発や成長の余地があることでもあるので楽しみな生きものともいえる。

そうすると、頭を撫でて、毛のふさふさした肌ざわりのとてもよい「ぬいぐるみ」というペットに変えてしまったのは、ねずみやたこの破壊性を一応、無害なものにしたかもしれないが、成長を止めてしまったのかもしれないし、まだ成長の段階ではないのかもしれない。

いずれにしても、この摩訶不思議な生きものは、何重もの意味で境界例をあらわしており、それをとりあえずは無害なものにするだけでも、きびしいアニマや一〇人あまりの人手がいり、また、それに取りかかるにあたって、非常な不安とためらいを感じてしまうことがわかってもらえたと思う。それと同時に、いくら境界例といっても、正体がわかる（問題点が明確になる）と、そんなにこわがらなくてもいいことになる。

以上がこの夢の総合的印象であるが、あの合体動物は、ひょっとして境界例患者のことより、夢見手自身の境界例的傾向や煩悩をあらわしているのかもしれない。まだまだ、連想は尽きることはないが、このあたりで止めておく。

いずれにせよ、この夢は出発点、旅立ちの夢という感じがする。

『境界例の治療ポイント』を読んで

先生のご本は、他の境界例の専門書（以下、他書とします）とくらべて、とても安心して読むことができます。専門用語にまどわされず、平易で簡潔、患者とともに治療に参加し、ともに歩むという先生の一貫した姿勢・精神が貫かれているからです。それに、「他の治療者一般」によくみられる「境界例だから…」という特殊扱いのところがなく、境界例だからといって先入観をもって、過剰な警戒をしないように心がける（クライエントに治療的接近をする）といった、先生のこまやかな真情がよく伝わってきます。

先生の文章は本当に素直で、たとえて言えば、朝、寝呆けまなこで朝刊をひろげ、見出しから入り、徐々に目と頭をリフレッシュさせていくといった、一種のゆっくりとした覚醒を促すような効果があると思います。

そして、目次を見ただけでも、百科全書的・網羅的で、いかに多数の患者を相手に経験を積んできたかがうかがわれます。タイトルは『境界例の治療ポイント』と銘打っていても、実際は二六年におよぶ先生の治療の集大成の一部を構成しているのだと認識しました。

先生のご本と比較して、他書やそこでの他の治療者（もちろん私の推測ですが）は、境界例のおどろおどろしさ、まがまがしさ、凄まじさ、さらには、特異的・暴発的・突発的・戦慄的といった形容詞で示されるような否定的な側面にスポットを当てすぎているように感じました。このような表現では、クライエントが主体になるというよりも、治療者が書物を通じて、「自分ひとりではどうしようもない。だが、これだけ頑張った。これだけ苦悩しました」というかたちで、治療者側の悲壮な告白の書として終わるような印象を受けました。

　だから、他書の読後感はなんともいえない寂寥感、もっというと一縷ののぞみさえもないような、希望とは程遠い虚しさを感じました。またカウンセラーをめざそうという志気をもっている人は、こうした他書を読むことで、その志気がことごとく打ち壊されるのではないかという不安を感じました。正直にいうと、他書を読んだあとは、感想を書くことすらはばかられるほど、恐怖感、疲労感を覚えました。ずいぶんと辛らつな表現をしましたが、境界例の臨床現場のたいへんさ、境界例の精神病理については論じ尽くされた観が一般的になっていること、多数の優れた文献の存在などを、今回この感想文を書くにあたってはじめて知りました。とてつもなく大きな課題《テーマ》を前にして呆然としました。が、まずは患者・治療者、それぞれの立場に立つとどんな心境なのだろうかと、かなり強引な感情移入をして、まったくの手探りで他書を読んだためです。

　しかし、先生のご本は、こうした他書とは異なります。それは先生が患者の健康面にもかなり焦点を当て、その未開発・未発達の部分を開発していくという考えが一貫しているからです。この点は、私の長期の治療課程において、停滞・中断の間に大きな救いとなり、あるいは励みとなって、最悪の事態と思われていた病態（状）を、マイナスからプラスの方向へ転換する原動力になったと、今振り返って実感しています。

　私は、先生のご本を理解するために、少なくとも四冊の境界例の本を読んだのですが、そこで思ったことは、くり返しになりますが、先生のご本は平易で、また他書で見受けられる「不必要な恐怖心」をあおることがなく、まことに淡々と書かれていて、しかも患者（対象）への変わることのないあたたかい眼差しが注がれている印象でした。なによりも境界例が根本的にはふつうの人間と変わるところがなく、相違点があるとすれば、境界例患者が一般の人間より人一倍感受性が強く敏感で、それゆえ苦悩することがはなはだしいということ、またふつうの人間が誰しももたされている「人間的弱点」「業」のようなものを有していることを大写しにしてしまう悲劇性を強く思いました。先生は、境界例を知ることで、かえって人間の奥深い面を発見するという姿勢を示されていますが、それは私も同感です。

ただ、こう考えてくると、先ほどとは逆のことになりますがある種の不安が出てきました。それはまったく境界例といったものを知らない方が、先生のご本を読むと、その病態の凄まじさ、周囲を巻きこむ凄まじさが理解されにくく、わりと治りやすいのだなと誤解されるのではないかという、いささか反対の懸念がわいてきました。

そのことで、私には三つの指針というかのぞみがわきました。第一に他書がもっと読まれ、境界例の凄まじさにまずは注目してもらう、第二は先生のご本を読んでもらって、その「不必要な恐怖心」に代表されるおどろおどろしさを超越するという意識改革をしてもらう、第三はクライエントだけでなく、クライエントの周囲の人々（家族・友人・関係者など）、さらには国民全体に、ふつうの人間に共通する境界例的弱点といったものに気づいてもらえれば、患者本人・周囲の人々の肉体的・精神的な極度の疲労・負担を少しでも軽減できるのかもしれないということが、私のささやかな願望です。この書が、クライエントとその関係者だけでなく世論全体に一石を投ずることができればと祈るしだいです。

私は本格的な精神科治療としては、先生の治療しか体験していないので、他の多くの治療者のクライエントとの距離のとり方、治療者側のテリトリーの確保、治療者自身の安全の確保（先生も前著『心の病いの治療ポイント』で治療者自身が追いつめられて自殺するということがありえること、それと同時に治療者自身の苦悩の深さを述べておられます）といった点に関して、どのように対処されているのかは、よくわかっていません。

おそらくは、治療者側のネットワーク作り、スーパーバイザーとの対話・訓練、治療スタッフ間の人間関係、チームワーク作り、なによりも治療者自身の弱点の克服、治療者自身のコンプレックスの直視といった営みで、対処されているのだと思われますが、前著から総合して知りえたことは、先生はすでに一〇年以上前からすでにその必要性を書いておられる点です。

おそらくは、他の治療者の方々も、先生と同様に、あるいは先生よりずっと以前からそのことを提言されていたのでしょうが、私の心情としては、先生がいちばんそれを強調されていると思えてならないのです。これは私の勉強不足に由来する素人の私見ですが。

ただ、先生は多くの治療者の中から、いち早く自己の欠点、自己のマイナスイメージを吐露し、患者を救うというより、患者とともに歩むのだという姿勢（先生の師でもある辻先生の理論であると思いますが）を、臨床場面で示されていました。そうした治療姿勢と実践を世に問うたのが、前著『心の病いの治療ポイント』であり、この書に関しては「患者との精神病理の共有を目指したユニークな治療手引きの書」という紹介がなされています。

しかし、先生（または他の治療者たち）の主張したこの一見ユニークに思えたことが、今ようやく一〇余年を経て、クライエント、治療者、関係者をふくめた国民の人々に理解されてきたように思われてならないのです。先生の提言されたこと（特に、ともに歩むこと、患者も治療者も同じ人間で、ともに弱点をもっていることなど）は、精神科という枠を超えて、インターネット上などあらゆる場所で皆が語りだしたようです。この事実は、精神医療の分野に関して「語る」ことへの抵抗の減少と考えてもよいのではないでしょうか。最近知ったことですが、先生の『心の病いの治療ポイント』が二万部以上を売り尽くし、インターネット上で「一食を減らしてでも買うべき本」と紹介され、一〇年以上たってもなお店頭に並んでいる光景は、治療を受けた私にとっても、ひじょうに誇らしい気持ちです。臨床現場の生き生きとした状況、患者と治療者との話し合いを逐語録として書かれているので、治療書としてだけでなく、対人関係の悩み、とくに話し合いの現場で行き詰まりを感じたときにも、参考書として利用できるのではないかと感じます。前著はいっそう、患者、家族、一般の方々に役に立っているのではと思われます。

ところで、私事で恐縮ですが、私が先生に対して一番感嘆し、元患者として、人間として、学び感謝していることは、この一三年間けっして変わらぬ態度ときちんとした治療姿勢を貫き、どんな状況でも、私をひとりの人間として認め、接しつづけてくださったことです。一度も怒鳴られたことも、罵倒されたことも、治療拒否されたこともありませんでした。もちろんそれがよかったのかどうかわかりませんが、少なくとも私には有益な治療体験だと思っています。

しかし、患者としての私は、治療期間中、ありとあらゆる考えうるかぎりの治療抵抗、転移抵抗、二年間にわたる中断…といったことをしてきました。それでも先生は常に安心感を与え、出迎えて、送り出してくださいました。その間、事故にも遭わず、大怪我もせず、救急車のご厄介にもならず今日に至りました。これはきっと先生の視線の位置が、他の治療者にくらべてうんと低い位置にあり、クライエントと同位置か、微妙に上下する地点にあり、大きな安全感を与えてくださったおかげなのでしょう。私は、先生のこうした視点（安心感）の感覚をずっともちつづけることができたことを最高に幸せに感じていますし、感謝しています。

この先生の姿勢は、治療場面でもそうですが、前著だけでなく、本著『境界例の治療ポイント』でも変わらず厳として存在しつづけています。このあたりは、ご自身の努力が、生来の資質なのかはわかりませんが、いずれにせよ「相手を尊重し、相手の価値を見出していく」という実践が日々つづいているのではと思われます。

私は以前、待合室にいると、私ほど最低な人間はいないということを、他のクライエントの方々を見るたびに味わわされてきました。私のなかの醜悪な部分、傲慢というか不遜というか、自分が以下に不信、疑惑、裏切りの心情を強くもっているかをひしひしと感じさせられたからです。

それにくらべ、他のクライエントの方々の姿にはどこか健気というか、非は非として、罪は罪として認める努力をし、途方もない時間はかかっても、人間に本来備わっている善心（良心）の核（コア）の部分は、絶対不滅だという気がしました。

もちろん理屈で考えれば、ふつうの人間や他のクライエントの方々も、程度の差はあっても、私と似たような弱い部分はあるのでしょうし、核（コア）のなさに悩んでおられるのかもしれません。

先生の治療を受けながら申し訳ないのですが、私にはどうしてもその核（コア）となる部分が欠けているのでは、と怖れる気持ちを消すことができません。極悪人と呼ばれる人間に勝るとも劣らぬ悪の部分がどんと底の底に居座っている気がします。

そう思ってしまうわけは、私が「許す」「赦す」ということを未だよく理解できていないからなのです。相手の死はいとも簡単に願うことができるのに、私には、自分も他者も「赦す」ことができません。「赦し、赦される」、これが私の切実な願いなのですが、なかなか実現できません。

この一件から突飛な連想が浮かびました。それは、境界例のリスト・カットです。彼らのリスト・カットは、他者への脅しや自分への罰という面があるのでしょうが、私には「自己処罰」というよりは、

「神に赦しを乞う行為」のあらわれと思えてしかたがないのです。「犠牲（サクリファイス）」のいけにえとして、自分で自分を傷つける行為に、私は「殉教」という宗教的儀式の在り方を感じました。

彼らの自傷行為は、このテクノロジー、IT革命という二一世紀目前の時代に、見えざる「何か」に対する畏敬の念をあらわす（古代宗教儀式・あるいは神話世界に属する）「密儀」を執りおこなっているかのように見受けられます。彼らは罪を罪としてしっかり認めているが、儀式が形骸化しているこの時代に生を受けて、自分の罪をどう贖《あがな》えばいいのかわからず、周囲を巻きこむというかたちで家族を困惑させ、また治療者を巻きこんで、治療中に病を花開かせるのではないでしょうか。

罪を罪として認められない私、自分の悪に気づかずにいる私が、境界例のクライエントのことを語る資格があるのだろうか…と、ずいぶんと悩みました。先生のご本を読みはじめてから、みずからの治療期間中の症状、経過を改めて思い返しつつ、この忸怩《じくじ》たる思いを消すことができません。

ただ、このような考え方は、自分に罪や悪があってはならない、自分は自分の罪悪のすべてを自覚し、コントロールせねばならない、といった、それこそ不遜な万能感の裏返しなのかもしれません。まだまだ私は万能感に支配され、対象への過剰期待に占有されて、みずから身動きできない状況に自分を追い込み、自分を責めているだけなのかもしれません。手前勝手な自己否定感、それもきわめてナルシスティックな否定感情に浸っているのかもしれません。

以上が現在の自分の心境ですが、読み返してみると、結局本題に入れず、先生や読者の方にはもの足りない感想になり申し訳ありません。しかし、不思議と書いていると疲れません。書く作業を通じて心の整理がおこなわれているのかもしれません。もう少し人間的に成長すれば、より客観的に、このように矛盾したことやひとりよがりな思いの羅列に終始せずに、具体的な感想が述べられるのかもしれませんが、現在のところは、これが私の精一杯の誠意だとご理解いただければ幸いです。

末筆になりましたが、最後まで読んでいただき有難うございました。先生のご本の出版という大事業の一端に参加させていただき、遅々として進まぬ筆に治療中と変わらぬ辛抱強さと幾多のご支援をいただき、感想という私にとっては夢のような大きな機会に恵まれたこと、感謝の気持ちで一杯です。ほんとうに生まれて来てよかったと何度もくり返し実感しております。

病気期間中、私なぞ生まれて来なければよかったと何度も思っていたときとは雲泥の差です。そこで、現在、絶望している患者の方、クライエントの方、家族の方々には、私のように希望・喜びをもてるようになった元重症患者がいることを忘れないでほしいというエールを送りたいです。

【追補】

しかし、一方でこれでほんとうに治ったのかと疑問に思えてしかたありません。先生からは、もう大丈夫と言われても不安は簡単に払拭できるものではありません。もちろん、また、病気と呼ばれる状態になれば先生のところで治療を受けることが可能だという約束が保証されているので、その点は大きな安心です。たしかに二〇年以上も苦しみつづけた痛みは消失し、絶望感・不安感・自信の喪失・自己否定感・死の恐怖・過剰適応・引きこもりなどはずいぶん改善され、軽減したと思われます。そして、そのかわりに生きる喜び・安心感・やすらぎ・自己主張や拒絶する力（いやなことはいやと言える力）が徐々に増し定着しつつあります。なによりも困難な状況に遭遇したときに、以前の事態に圧倒されてなにもできない状態から、事態を客観視し、自分自身を不必要に追いつめることなく、心身ともに余裕をもって対処できるようになりました。それは、他者との意思の疎通を図るのに、以前ほど困難を覚えなくなっているからでしょうか。

完全な治癒がないように、完全に不安を拭うことは不可能なので、不安をもちながら生きつづける、その不安こそが大事なのだと、先生は強調されていました。ようやくその言葉が、私の中で定着したようです。十数年にわたる治療、患者であったことは、今や私にとって最上の宝物です。無駄に過ごしたと思いこんでいた時間が、ふつうの方には経験できない病が与えてくれた副産物だと実感しています。治療期間中の出来事、先生と共有した時間・言葉・経験を大切にし、今後の人生のさらなる成長に生かせれば、せめてものご恩返しになるのではないかとひそかに思っています。

ただ、今回、中断の経緯と効用、周囲の人間関係の在り方について、まだ洞察が深まらず言及できなかったことを大変残念に思っています。これは今後の宿題であると認識しています。

それから、私は先生とこのご本を理想化しすぎてしまい、かえってこのご本の価値を貶めたのではないかと恐れています。まるで転移一色のような感想文に終始し、私自身も転移性治癒だとかまったく治っていないと判断されるかもしれません。しかしどう評価されようと、これが、私の現在の率直な気持ちですのでどうかご容赦ください。

一元患者より

参考・引用文献

1 平井クリニックは、小さな精神科・神経科の診療所であるが、それでもこの一〇年間ちかく（一九九一〜二〇〇〇年）で、五〇〇〇人あまりの患者さんの相談にのっている。このことだけでもいかに多くの悩める人が存在しているかが示唆される。

2 この問題は、前著『心の病いの治療ポイント』でも述べたが、今回はもっと深く掘りさげ、おもに境界例を中心にした事例を取り上げ、その質問にたいする具体的応答を記した。

3 人格障害は、境界例の章で取り上げるが、すでに一九五二年にアメリカの診断基準ＤＳＭ—Ｉにあらわれ、一九八七年のＤＳＭ—Ⅲ—Ｒでは、一一種類の人格障害が取り上げられている

4 詳しくは、拙著「心理療法家として仏陀とともに歩むこと」（『癒しの森』所収、創元社、一九九七）参照のこと

5 辻悟編『治療精神医学』医学書院、一九八一

6 平井孝男『心の病いの治療ポイント』創元社、一九八九（異常意識、脱落意識については、５・６も参照のこと）

7 『プラトンⅠ、Ⅱ』世界の名著シリーズ、中央公論社

8 河合隼雄の講演で聞いた記憶がある。

9 詳しくは、拙著「病名について考えさせられた事例」（『精神病治療を語る』所収、金剛出版、一九九三）参照のこと

10 テレンバッハ『メランコリー』（木村敏訳、みすず書房、一九七八）

11 ユング『自伝１、２』（河合隼雄他訳、みすず書房、一九七二、一九七三）

12 土居健郎『方法としての面接』（医学書院、一九七七）

13 中井久夫も、講演で同じことを語っていた。

14 Post-traumaic Stres Disorder（心的外傷後ストレス障害）のこと。

15 Winnicott. D. W. は『遊ぶことと現実』（橋本雅雄訳、岩崎学術出版社、一九七九）のなかで、他者に

合わせ、盲従する「偽りの自己」(false self) を記載しているが、これは、ここでの「仮の自己」と関連すると思われる。

16 辻先生からの私信。

17 『仏性(如来蔵)』(仏教比喩例話辞典、森章司編、東京堂出版、昭和六二年)

18 メラニー・クライン「分裂機制についての覚書」(加野、相田、渡辺訳、クライン著作集四『妄想的・分裂的世界』所収、誠信書房、一九八五)

19 メラニー・クライン(館哲郎訳)「転移の起源」(18と同じ著作に所収)

20 Knight, R. P. (1953) Borderline states. In Clinician and Therapist. (Miller, S. C. ed.) Basic Book's, New York, 1974で、境界状態をはじめて詳しく記載。

21 境界例人格障害は、カーンバーグの境界パーソナリティ構造を参考にして、DSM—Ⅲにはじめて取り入れられた(高橋、花田、藤縄訳『DSM—Ⅲ精神障害の分類と診断の手引き』医学書院、一九八二)。

22 カプラン『臨床精神医学テキスト——DSM—Ⅳ診断基準の臨床への展開』(井上、四宮訳、医学書院、一九九六)

23 境界例や精神病の精神療法過程で起こる精神病的現象をともなう転移(転移とは、治療者に向ける幻想的感情のことと考えておいてよい)。転移精神病の特徴は妄想的で、自己と治療者の区別がつかないことが多い。これはRosenfeld, H. A. (1965) Psychotic States. New York: Int.Univ. Press と Searles, H. F. (1965) Collected papers on schizophrenia and related subjects. New York: Int. Univ. Press を参照のこと。

24 かのようなパーソナリティという人格障害で、一見、適応的な生活を送れるが、実は他者と深い情緒的かかわりやや安定した関係を発展できないでいる状態。カメレオン様人格ともいわれることがある。境界例と関係の深い人格障害といわれている。Deutsch, H. (1942) Some formes of emotional disturbance and their relationship to schizophrenia. Psychanalytic Quart. 11: 301-321参照のこと。

25 〇～二歳のころにみられる防衛機制で、健康な成人がそうした防衛機制をあまり、とらなくなるのにたいし、境界例ではこうした防衛が優勢になる。メラニー・クラインが、おもに研究した。Seagal, H. (一九五七)『クライン派の臨床』(松本邦裕訳、岩崎学術出版社、一九八八)と同じくシーガルの『メラニー・クライン入門』（岩崎徹他訳、一九七五）参照のこと。

26 抑圧は、よく知られているようにフロイトによって明らかにされた自我の基本的防衛機制である。なお、防衛機制一般については、娘のアンナ・フロイトが総括的にまとめている。フロイト『夢判断』（フロイト著作集第二巻、高橋義孝訳、人文書院、一九六八）、アンナ・フロイト『自我と防衛』（外林大作訳、誠信書房、一九五八）参照のこと。

27 もともと人類学者のレヴィ-ブリュールが言った participation mystique のこと。神秘的関与ともいう。ユング『変容の象徴』（野村美紀子訳、筑摩書房、一九八五）を参照のこと。

28 辻悟の「精神病治療を語る会」（二〇〇〇年度）のパンフレットより。

29 ユング『元型論』（林道義訳、紀伊國屋書店、一九九九）

30 言語化するかわりの行動化を最初に言ったのはやはりフロイトである。フロイト『想起・反復・徹底操作』（小此木啓吾訳、フロイト著作集第六巻、人文書院、一九七〇）

31 ここは、牛島定信『境界例の臨床』（金剛出版、一九九一）を参考にさせていただいた。

32 成田善弘『青年期境界例』（金剛出版、一九八九）

33 エリクソンにより、定義された精神分析的自我心理学の基本概念。エリクソン『幼年期と社会1、2』（仁科弥生訳、みすず書房、一九七七、一九八〇）

34 鈴木茂はこの点について「境界例患者の言語表現に認められる第一の特徴は、指示機能にたいする表出機能の優越である」と述べている。鈴木茂『境界事象と精神医学』（岩波書店、一九八六）

35 町沢静夫は、境界例を「衝動タイプ」と「自己同一性障害の強いタイプ」に分けている。町沢静夫『境界例的患者の内的世界』（こころの科学三六「境界例」所収、日本評論社、一九九一）

36 Stone, M. H. (1985) Analytically oriented psychotherapy in schizotypal and borderline patients: At the border of treatability. Yale J. Biol. Med. .58:275~288（これはウォールディンガー、ガンダーソン『境界パーソナリティ障害の精神療法』［松本、石坂、金訳、金剛出版、一九九三］からの引用である。）

37 以下は、福島章・町沢静夫・大野裕編『人格障害』金剛出版、一九九五を参考にしている

38 成田善弘「Mahler, M. S. の分離個体化とボーダーライン」(『精神発達と精神病理』所収、金剛出版、一九九〇)

39 マーラー他『乳幼児の心理的誕生』(高橋、織田、浜畑訳、黎明書房、一九八一)

40 辻先生からの私信。

41 マスターソンも、この再接近期の通過を重要視している。マスターソン『青年期境界例の治療』(成田、笠原訳、金剛出版、一九七九)

42 町沢静夫も『ボーダーラインの心の病理』(創元社、一九九〇)で、同様のことを述べている。

43 市橋秀夫「境界人格障害の初期治療」『精神科治療学』通巻四五号、七八九~八〇〇、一九九一年七月

44 限界設定 (limit setting) は、境界例治療の第一人者である、マスターソン、ガンダーソン、カーンバーグいずれもが強調している治療作業である。
ガンダーソン『境界パーソナリティ障害』(松本、石坂、金訳、岩崎学術出版社、一九八八)
カーンバーグ『境界例の力動的精神療法』(松浪、福本訳、金剛出版、一九九三)のなかには、限界設定の優先順位として、九つのテーマがあげられている。

45 藤山直樹は『境界型人格障害の治療――ふつうの外来での実りあるマネジメント』(臨床精神医学、二三、八、八七三~八八一、一九九四)のなかで「自己破壊への対処」について論じている。

46 西尾和美『BPDインカリフォルニア』(イマーゴ「境界例」一〇巻、一九九〇、青土社)

47 辻悟『内面の物語や風景をふまえた上で』(こころの科学三六所収)

48 ビオン「連結することへの攻撃」(『メラニー・クライントゥデイ①』所収)E B. スピリウス編、松木邦裕監訳、岩崎学術出版社、一九九三、参照のこと。

49 高橋祥友『自殺の危険』(金剛出版、一九九二)

50 Perry. J. C. (1985) A preliminary report on defences and conflicts associated with borderline personality disorder. Am. J. Psychiatry. 142: 15-21

51 アダルト・チルドレンとは、西尾和美によれば「子どもの時、心を傷つけるような言動や暴力のある家庭で育ったため、心や人間関係に障害(相手に合わせすぎる、NOといえない、自分の感情が自分でわからない、生きることを楽しいと思えない)をもつようになった人のこと」となっています。もともと

はアルコール依存症の親のもとで育った子どもたちのことをさします。詳しくは、西尾和美『アダルト・チルドレンと癒し』（学陽書房、一九九七）参照のこと。この「合わせ防衛」が崩れたとき、親にたいする激しい怒りが噴出するのを筆者は経験している。

52 馬場禮子「積極的にかかわり、依存させすぎない工夫」（こころの科学三六所収）

53 林直樹『境界例の精神病理と精神療法』（金剛出版、一九九〇）

54 ウィニコット「一人でいられる能力」牛島定信訳『情緒発達の精神分析理論』岩崎学術出版社、一九七七所収。

55 宮沢賢治『どんぐりと山猫』（偕成社、一九八九）

56 「境界例」（『思春期青年期ケース研究二』岩崎学術出版社、一九九五）に載っている、横井、藤山、福井の三例であるが、この重症境界例にたいする入院治療は、頭の下がる思いである。

57 42の著書によれば、ガンダーソンの最終治癒率は一〇%である。

58 加藤秀樹『ドキュメント——摂食障害』（時事通信社、一九九五）

59 Garner, D., Bemis, K. (1992) A cognitive behavioral approach to anorexia nervosa. Cognitive Ther. Res., 6: 123~150（馬場謙一「過食症の発症機制と治療II」『精神科治療学』八四、三八一～三八八、一九九三年より）

60 生野照子・新野三四子『拒食症・過食症とは』（芽ばえ社、一九九三年）

61 Theander, S. (1985) Outcome and prognosis in Anorexia nervosa and bulimia:some of previous investigation, compared with those of a Swedish long-term study. J. Psychiatr Res.,19: 493-508（米国精神医学治療ガイドライン『摂食障害』日本精神神経学会監訳、医学書院、二〇〇〇年より引用）

62 このパーソナリティの項は、鴨下一郎の著書（『グッバイ過食&拒食』学習研究社、一九九二）を参考にしている。

63 このパターンについては、59の馬場謙一の論文を参考にしている

64 この節は末松編『神経性過食症』（医学書院、一九九五）を参考にしている。

65 東山紘久『登校拒否——母親ノート法のすすめ』（創元社、一九八四）

平井孝男（ひらい たかお）

著者略歴

1949年、三重県上野市に生まれる。

1974年、金沢大学医学部を卒業後、大阪大学病院精神科、大阪逓信病院神経科、仏政府給費留学、榎坂病院・淀川キリスト教病院精神神経科を経て、1991年４月より平井クリニックと新大阪カウンセリングセンターを開設し、活動中。現在、大阪市大生活科学部、関西カウンセリングセンターなどで、治療学の講座を担当。精神科医。臨床心理士。

著　書　『治療精神医学』（共著、医学書院）、『精神病治療を語る』（共著、金剛出版）、『分裂病の社会生活支援』（共著、金剛出版）、『癒しの森』（共著、創元社）等。論文書：「遷延うつ病の治療」「（分裂病における）再発の治療的利用」「境界例の治療」、連載「仏陀の癒し（８回）」（季刊「仏教」法蔵館）など。

連絡先　平井クリニック

大阪市東淀川区西淡路1-16-13　新大阪ＭＦＤビル２Ｆ

Tel.06-6321-8449　Fax.06-6321-8445

新大阪カウンセリングセンター

住所同上　Tel.06-6323-2418

境界例《きょうかいれい》の治療《ちりょう》ポイント

2002年9月20日　第1版第1刷発行

著　者　平井孝男

発行者　矢部敬一

発行所　株式会社 創元社

本社　大阪市中央区淡路町４-３-６

電話06-6231-9010㈹　ファクス06-6233-3111

URL http://www.sogensha.co.jp

東京支店　東京都新宿区神楽坂４-３ 煉瓦塔ビル

電話03-3269-1051㈹

印　刷　株式会社 太洋社

 ISBN4-422-11280-5